常见病的非药物治疗

崔书克　编著

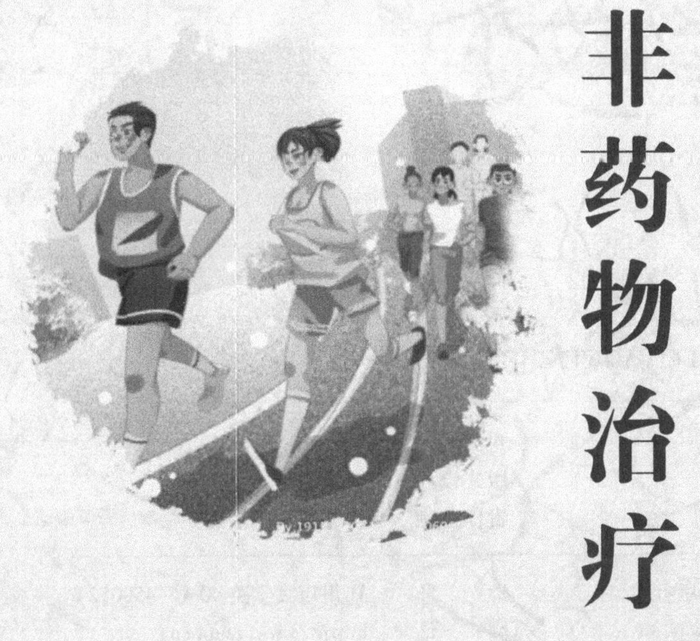

郑州大学出版社

图书在版编目(CIP)数据

常见病的非药物治疗 / 崔书克编著. — 郑州 : 郑州大学出版社, 2021. 11

ISBN 978-7-5645-8427-6

Ⅰ. ①常… Ⅱ. ①崔… Ⅲ. ①常见病-防治 Ⅳ. ①R4

中国版本图书馆 CIP 数据核字(2021)第 256042 号

常见病的非药物治疗

CHANGJIANBING DE FEIYAOWU ZHILIAO

策划编辑	李龙传	封面设计	曾耀东
责任编辑	薛 晗	版式设计	曾耀东
责任校对	刘 莉	责任监制	凌 青 李瑞卿

出版发行	郑州大学出版社	地 址	郑州市大学路 40 号(450052)
出 版 人	孙保营	网 址	http://www.zzup.cn
经 销	全国新华书店	发行电话	0371-66966070
印 刷	郑州宁昌印务有限公司		
开 本	710 mm×1 010 mm 1 / 16		
印 张	11.75	字 数	128 千字
版 次	2021 年 11 月第 1 版	印 次	2021 年 11 月第 1 次印刷

书 号	ISBN 978-7-5645-8427-6	定 价	48.00 元

前 言

我国是世界上人口最多的国家，也是世界上的医疗大国。长期以来，我们的医疗资源相对集中在城市和医院，医学知识成为少数人的“专利知识”。与世界上其他国家相比，我们的卫生科普工作相对滞后，在群众中医学常识普及程度较低。随着国家深化改革的步伐加快，医疗行业也必须紧跟改革的步伐，既要提高卫生工作者的专业素养，也要提高老百姓对卫生知识的认识，从而实现二者的无缝对接，提示患者或者其家人因为认识不足而出现小病拖大、大病拖死的现象，耽误最佳治疗时机。从近几年的医疗行业发展状况来看，卫生科普工作较前几年有了很大的进步，各种科普书籍充斥于各大书店之中。但这些书籍层次差别较大，老百姓难以择善而从。例如，介绍西洋参能够益气养阴，很适合老年人服用，是老年人养生保健的上好药物，只提好处，挂一漏万这样就很容易误导老年人过量服用或者滥用西洋参，从而发生胃痛、腹胀、腹泻等症状，得不偿失。本书中的内容是编者在多年的临床工作中认识和经验的总结，其中很多防治疾病的方法都是不花钱的“土办法”，如书中介绍的防治颈椎病的颈椎操、治疗小儿食积的捏脊手法等，简单易行、效果突出，即使没有相关医学知识也能操作，真正突出了简、便、廉、效、验的特点。

本书力图用最浅显易懂的语言叙述一些常见疾病，普及相关医学常识。本书的内容涉及内、外、妇、儿等临床各科，一般选取各科中发病率较高的一些疾病，如女性乳腺增生、小儿食积、中老年人脑卒中，同时也结合时代特征，普及一些“流行病”的相关知识，如“鼠标手”“网球肘”等疾病。对每一种疾病的发生、发展过程都做出简要介绍，使读者较为全面地了解每一种疾病的发病原因、机制、预后传变以及非药物治疗措施，同时还为读者介绍了生活中力所能及的一些防治办法，内容多而不深，简而不俗。

编　者

2021 年 10 月

目 录 CONTENTS

一、内科疾病

(一)脑萎缩不等于痴呆

祖国医学认为,人至老年,髓海空虚,脏腑渐衰,肾精不足,脑髓失养;脾气亏虚,气血不足,脑神失养;痰瘀阻滞,脑窍失灵,都可以导致老年期痴呆的发生。其临床表现与诊断要点:记忆能力减弱、判断能力减退、计算能力减退、识别能力减退、语言能力减退、思维能力减退、个性改变、人格改变,年龄在60岁以上,发病缓慢,病程长。

脑萎缩是痴呆的“消息树”。

据了解,脑萎缩是一种病理学的俗称,是指人脑的形态、结构出现萎缩的情况,是客观症状,并不是病名。痴呆是一组慢性进行性精神衰退性疾病,病理改变以大脑萎缩和变性为主,临床上以大脑认知功能全面受损、智力减退为主要特征的综合征。脑萎缩到一定程度就会导致痴呆的出现。所以,可以说,脑萎缩是痴呆的“消息树”。其次脑供血不足是主因,脑萎缩的主要原因就是脑供血不足,不能让脑获得足够营养。如果人脑不能获得足够的营养,久而久之便“枯萎”,就像蘑菇一样,如果按时给它浇水施肥,它就会又嫩又大,反之,则皱巴巴的,又矮又小,最后就会枯死。

目前西医对本病尚无特效疗法，主要是对症治疗，加强日常生活护理，防止并发症。若能早发现、早治疗，则可减轻症状，防止恶化。

1. 勤于用脑　按照“不用则废”的原则，如果不积极用脑就会加快脑萎缩的速度。勤于用脑的人，脑血管多处呈扩张状态，脑组织有足够的血液和营养供给，为延缓大脑衰老提供了物质基础。解剖学证实，经常用脑的老人比其他同龄人脑萎缩程度轻得多。所以老人可以培养钓鱼、养花、画画、练字等业余爱好。同时谨防睡眠不足、带病用脑。

2. 清淡饮食　老人应该戒掉烟酒，少吃油腻食物，多食蔬菜、水果等富含维生素、纤维素的食物。杏仁、腰果、榛子、核桃、板栗、花生、葵花籽等坚果类食品中含有大量的不饱和脂肪酸和十几种重要的氨基酸，还有对大脑神经元有益的维生素 B_1、维生素 B_2、维生素 B_6、维生素 E，钙、磷、铁、锌等的含量也较高，这些对缓解脑细胞衰老和改善健忘症状很有帮助。

3. 户外活动　适当进行一些自己喜爱的、力所能及的体育运动，如慢跑、游泳、爬山等活动，增强体质。

4. 三通三补　选用中药中活血化瘀、化湿清热等药物，疏通血管，通脑窍，降低血液黏稠度，改善血液循环。运用按摩、梳头等保健技巧疏通经络。利用一些药物、食物补肾、补脾、补脑。因为肾为先天之本，藏精生髓，有益于脑。脾为后天之本，主运化，保证人体强劲的消化功能。适当吃点鸡头、鸭头等按“以脏补脏”的说法补脑，但不要多食。

总之，及早介入防治脑萎缩一定可以防止或延缓老年期痴呆。

(二)老年杀手——阿尔茨海默病

阿尔茨海默病又叫老年期痴呆,是一种神经系统的退行性病变,主要表现为记忆障碍、失语、失用、失认、执行功能障碍,严重的还可发生人格和行为的改变,多在65岁以后的老年人群中发病。据统计,2015年全球有4 680万阿尔茨海默病患者,至2030年,阿尔茨海默病患者将达到7 470万,2050年,阿尔茨海默病患者预计达到1.3亿,每20年,阿尔茨海默病患者总数将翻倍。

阿尔茨海默病的发病机制隐匿,现有医学仍然无法解释。该病的发生与年龄、性别、教育程度、睡眠、情绪等因素有关,吸烟、饮酒、高血压、高脂血症、心脑血管疾病、脑部创伤等都会提高阿尔茨海默病的患病率。

1.阿尔茨海默病的症状　年龄是影响本病的主因,随着年龄的增长,阿尔茨海默病就会悄无声息地找上门来,家里的老人如果出现了以下几种症状,子女或者伴侣就需要提高警惕了。

(1)性格改变:平素开朗乐观的人突然变得沉默寡言,不善于与人交谈,喜独处,待人冷漠,甚至出现抑郁、焦虑或烦躁易怒等表现。

(2)记忆力减退:最早出现短期记忆丧失,比如刚做的事转瞬间就忘记了;中午记不起早饭吃的是什么;在小区散步却记不得回家的路……等一下,我会不会也生病了?这种遗忘与正常的遗忘相比较,正常遗忘是可以根据一些提示“按图索骥”,可以重新回想起来的,而阿尔茨海默病患者往往做不到。

(3)语言困难:主要表现为表达困难、词不达意、找词困难等。

患者看到熟悉的人，虽然有意识觉得自己认识，但就是想不起对方的名字，或者词到嘴边又回去了。

(4)行动力减弱：如扫地、做饭、开关电视等简单的正常活动却无法完成。

2. 及时阻断病程的进展　本病一旦发作，我们能做的很有限，因此，在阿尔茨海默病来临之前，我们应该防患于未然，及时阻断病程的进展。在某种程度上，该病也是一种与时间赛跑的疾病，早预防、早诊断，尽早进行干预，将阿尔茨海默病扼杀在胚胎中，争取在我们有限的生命中，延缓它的出现，有效延长患者自我照料的时间，能够提升患者的幸福指数。那么，如何进行有效的预防呢？总的来说，保持乐观的心态，养成终身学习的习惯，维持健康的生活方式等都可以起到预防作用。

(1)坚持学习：古语说“活到老，学到老”，现有的科学表明，这句话不只是一句励志名言，而且能够有效延缓阿尔茨海默病的发生和发展。相比于学历高的人，学历低的人罹患阿尔茨海默病的比例更高，这是因为受教育水平高者中枢神经系统的皮质突触更多，功能水平较高，对进行性认知功能衰退具有较强的抵抗力，从而延迟阿尔茨海默病的临床表现发生。因此，“学习不分年龄”，“脑子长时间不用容易生锈，越用越灵活”，这些真的不只是一句玩笑话。

(2)改善饮食：目前有充分的科学依据证明，我们所吃的食物会影响我们的认知功能，这对维持大脑健康至关重要，也包括延迟阿尔茨海默病的发生和发展。因此可以从调整饮食入手来防治疾病。适宜食用的食物有以下几类：①糖类和全谷物食品，避免加工食品和高血糖指数的糖类。②含有 ω-3 脂肪酸的鱼类，如野生鲤鱼、金枪鱼和鳟鱼等，可以有效预防本病，同时具有稳定心情和缓解抑郁症的功能。③富含健康蛋白质的食物，如瘦牛肉、大豆、家禽、牛奶等。④抗氧化食物，如石榴、蓝莓、番茄、西兰花等。

(3)充足睡眠：有研究表明，充足和高质量的睡眠可以延长生命。睡眠时，大脑的记忆中枢在忙碌工作，整合信息，以保证觉醒时的工作质量，确保清醒状态下更加有效地记忆。因此，充足的睡眠是提高记忆力、减缓阿尔茨海默病的重要前提和途径。

(4)适量运动：运动不仅可以锻炼身体，有助于改善心情和提高记忆能力，延长预期寿命，而且能降低阿尔茨海默病的患病风险。其中，有氧运动可以有效增加心脏血氧的输出量，给大脑输送更多的血液，供血增加可以逆转与衰老相关的脑神经元衰退，同时刺激神经元之间新突触的生长，激活神经元对外部刺激的反应。走路、逛街、做家务等日常活动，或者骑自行车、游泳、球类运动等体育运动，都是不错的选择。虽然运动需要花费一定的时间，但是相比于短时间内的高强度运动，平时零散时间的有氧运动可能更有效哦！因此坚持日常活动，将运动作为每天的必需任务完成，可以有效预防阿尔茨海默病。

(5)怡情宜兴：现代人的生活节奏普遍加快，无形中生活、学习、工作的压力使得人们精神压力过大。殊不知，无论是压力还是抑郁都会降低大脑的思考速度，增加人们罹患阿尔茨海默病的风险。通过充足睡眠、体育锻炼、培养个人的兴趣爱好等方式减轻压力，保持乐观的心态，远离阿尔茨海默病。

（三）字越写越小，警惕帕金森病

1. 帕金森病的初期症状　帕金森病（Parkinson disease，PD）是多发生于中老年期的一种缓慢进展的神经系统退行性疾病。很多老年人在出现字越写越小的时候，其实是已经患上了一种危险的疾病。帕金森病多发于老年人，并且对老年人的健康，以及晚年生活都有着巨大的影响，因此预防这种疾病是必不可少的工作。这首先就要对帕金森症的初期症状以及治疗方法有所认识。那么帕金森症的初期症状都有哪些呢？

（1）静止性震颤：为节律性较大幅度的震颤，频度为4～8次/秒。帕金森病的早期症状是在静止状态下出现，运动时减轻或消失，以肢体的远端比较明显。

（2）意向性震颤：是指出现于随意运动时震颤。其特点是在有目的的运动中或将要达到目标时最为明显，常见于小脑及其传出通路病变时。帕金森病的早期症状是意向性震颤，可以不伴肌张力的降低，只在肢体运动时才出现。

（3）姿势性震颤：系身体的受累部分主动地在保持某种姿势时出现，而在运动及休息时消失。帕金森病的早期症状是偶尔也可能在做动作时略为明显，但大多在固定某一姿势时最为明显。

（4）其他症状：大多数患者还伴有流涎、皮脂溢出多、多汗、便秘、口齿不清、睡眠障碍、焦虑、抑郁、情绪低落、吞咽困难、消瘦、下肢抽搐、呼吸困难、尿急、嗅觉减退，以及性欲低下、二便障碍、直立性低血压等自主神经失调症状。

帕金森病患者不仅承受躯体痛苦，疾病折磨，其造成的抑郁、焦虑、孤独等心理活动更令人担忧:①患者患病后对周围事物、对他人的举动特别敏感。如见到周围的人,总认为大家对他们有特别的看法,对亲朋的好意安慰总是将信将疑,怀疑自己的疾病无法救治。②突然从健康人变成了患者,丧失了健康人的身份,此时患者失去健康的安全感,感到自己的命运掌握在他人手里,从而增加了茫然、烦躁、焦虑等不良情绪。③自我价值受到挫伤,自尊心就会不同程度地受伤。患者变得更加敏感,而一旦患者的这种自尊心受到忽视时,便会引起不良情绪反应,甚至动摇其治疗信心,并对医务人员产生不信任感。④患者时常出现焦虑、激怒、消沉、易激动等表现,患者常常情绪不稳,因一点小事或稍不满意而激动、发怒、悲伤、哭泣。

2. 帕金森病的治疗方法　目前尽管对帕金森病的治疗方法有很多种,但主要是针对改善症状和延缓病情进展,尚无根治方法。左旋多巴等治疗帕金森病虽然有效,但长期服用不可避免地出现以下难题:疗效越来越差;左旋多巴用量越来越大,不良反应越来越多,最后出现难以忍受的不良反应。因病因未明,目前治疗既不能使其停止发展,也不能根治,只能缓解症状,严重地影响了患者的生活质量。

(1)一般治疗

1)饮食治疗:这种方法主要是通过调节患者的饮食,改善患者的营养状况,这样也可以有效地缓解病情。

2)神经修复:这种方法是针对病损的神经组织进行修复,修复衰老的神经元,产生新的细胞及时代偿坏死的细胞。这种方法可以有效地恢复大脑功能。

3)物理治疗:这种方法是采用多种物理因子来治疗疾病,使用针灸或按摩等手段来恢复患者的神经功能,减轻疾病症状。

4)心理治疗:这种方法是针对患者的心理症状(如抑郁、焦虑等)进行对症治疗,有利于减轻疾病症状,缓解病情。

(2)心理护理

1)和患者交谈时,我们应热情、尊重、真诚,给患者营造温馨的交谈环境。

2)改变患者情绪困扰的不合理观念,建立合理的、正确的理性观念,帮助患者克服自身的情绪问题,以合理的人生观来生活。

3)多参加团体活动,促使个体在交往中通过学习、观察、体验,认识自我、探讨自我、接纳自我,调整和改善与他人的关系,学习新的态度与行为方式。

(3)日常调摄:我们在治疗帕金森的同时考虑如何提高帕金森病患者的生活质量。很多的细节也要注意。

1)穿衣时要坐在稳固的椅子上。选择容易穿脱的衣服,而且最好是开襟的,不要穿套头衫。选择不用系鞋带的鞋子。橡胶或生胶底的鞋子摩擦力大,容易摔倒,帕金森病患者尽量不穿。

2)坚持每天步行一定的距离。游泳、球类运动对于锻炼患肢,也有较好的作用。最好不要单独外出,尽量在室内做一些伸展肢体的运动。如踩脚踏运动器、做伸背运动等。往往会遇到语言方面的困难,面对镜子练习发音,努力大声说话也有一定帮助。

3)确诊患有帕金森病后会感到沮丧、焦虑、情绪激动,这些反应都很正常,此时不要孤立自己,多与朋友和亲属交流,也可以多参加社会团体活动。家属千万不要帮帕金森病患者做力所能及的事情，尽量让他们自己动手。

高质量的生活环境可以帮助帕金森病的治疗，同时能让患者更加放心地接受各种帕金森病的治疗方法以及充分体现家的温暖。

（四）“小中风”，防胜于治

小中风亦称中风先兆，即现代医学的短暂性脑缺血发作（transient ischemic attack，TIA），是指某一区域脑组织因血液供应不足导致其功能发生短暂的障碍，表现为突然发作的局灶性症状和体征，大多持续数分钟至数小时，最多在24小时内完全恢复，一般不留神经功能缺损，常反复发作，每次发作均涉及相同的某动脉供应的脑功能区。

小中风的形成是因情志、饮食、体质等导致肝肾阴虚阳亢，风、火、痰相互为患，血随气逆，上冲于脑或横窜经络所致，临床特点为：发病突然，持续时间短暂，症状和体征最多在24小时内消失，但常反复发作，似风邪的特点“风者善行而数变”，称之为小中风也是因此而来，实际并非外风所致。其临床常见症状如下。①眩晕：突然眩晕或摇晃不稳，甚则晕倒。②肢体麻木无力：一侧肢体或一侧面部突然感到麻木、软弱无力，口角歪斜，流涎。③舌强言謇：突然出现暂时说话困难，或言语含糊不清。④视歧或目瞀：短暂的视物模糊或失明。⑤健忘和个性改变：在智力和个性方面一反常态，孤僻，沉默寡言，智力下降，丧失正常的判断能力和理解能力。⑥嗜睡：昏昏沉沉、欲睡不醒，外界刺激能醒，呼之能应，回答问题正常，但随后又入睡。

如何发现自己是否突发小中风？我们集合各专家为您支招快速判断小中风。

第一步，对着镜子做出咧嘴大笑、嘟嘴及伸舌头的动作，如果出现脸歪嘴斜，舌头偏向一边，便是异常。

第二步，双手水平伸直，然后闭眼数20秒，再睁眼看，如发现一侧下垂，便可能是无力。

第三步，用牙签轻刺身体，比较两侧身体的感觉是否相同，如果一侧感觉迟钝，便是异常。

自诊：五个“一过”提示小中风。

有高血压、糖尿病等基础性疾病的患者，一旦出现一过性头晕、一过性头痛、一过性视物不清、一过性言语不利、一过性肢体麻木等症状时，需警惕小中风。

中风的治疗目前仍非常困难，多数患者在挽救回生命后仍留有残疾。因此，中风贵在预防，也就是“防胜于治”。我们可以通过改变生活方式的办法来预防小中风。

1. 戒烟限酒　对长期习惯饮白酒者，一天不应超过一小杯(1两)。

2. 加强体育锻炼　如散步、慢跑、打太极拳、练气功等。切忌从事过于激烈的运动，避免过度劳累，保持生活规律化。

3. 合理安排饮食　少吃动物脂肪和高胆固醇食物，多吃大豆类制品、鱼类、新鲜蔬菜、水果。

4. 定期检查　定期到医院检查血压、血脂、血糖、胆固醇、眼底、心电图及心功能，发现异常时，积极治疗。

因此，在临床工作中若能及时发现易患者，要通过调理情绪，节制饮食，劳逸结合，定期检测，即可早期控制，防患于未然。从而有效阻止疾病的进一步发展，真正做到“不治已病治未病”，有效地防治小中风，控制中风病的发病率、致残率和死亡率。

（五）如何缓解老年人失眠

失眠是很多老年人的烦恼之一。随着年龄的逐渐增长，睡眠时间越来越短，睡眠质量也越来越差，严重影响着人们的生活质量，有什么办法可以缓解或根治这种现象呢？

1. 失眠的因素

（1）失眠与饮食有关：《素问·逆调论》称“胃不和则卧不安”。睡觉前不可饮食过饱，更不可进食辛辣刺激类等容易引起人体兴奋的食物。因为人在夜间，阳气内敛，阴气占主导地位，全身的功能处于一个较低的状态，以静为主，才能入睡。过饱或者进食辛辣刺激食物容易调动人体的阳气，阴阳不相交，就容易导致失眠。

（2）失眠与情绪有关：老年人容易受情绪的干扰而失眠。五脏之中，心主神志，人体的七情都要受到心的节制，而睡眠又与心息息相关。《黄帝内经》记载有“恬淡虚无，真气从之，精神内守，病安从来”，意思是保持平和的心态可以防止心绪的烦乱，有助睡眠。

（3）其他因素：影响老年人睡眠的因素还有过度劳动、体质虚弱等。例如很多老年人“肾虚肾寒”，容易频频起夜，影响睡眠；有的患有冠心病、高血压、糖尿病、抑郁症等疾病，也可引起失眠。

2. 失眠的治疗　对于失眠的治疗，很多人选择催眠药，虽然催眠药可以使人快速入睡，但长期应用同一类催眠药容易依赖或产生耐药性。长期来看，还是要靠生活和精神上的调理才能达到调节睡眠的目的。而中医药在治疗失眠方面有许多独到之处。

(1)针刺:选取百会、神门、申脉、照海、安眠、三阴交为主穴,伴急躁易怒、面红耳赤、心烦口苦者可加用风池、侠溪等穴;伴面色无华、纳差食少、胃胀不舒、便溏者可加用足三里、中脘等穴;伴乏力少气、怕冷、心虚胆怯者可加用心俞、胆俞等穴;噩梦多者加用厉兑、隐白等穴;头晕者加用悬钟、风池等穴。

(2)推拿:推拿治疗失眠由来已久,方法较多,常用的有一指禅推法、开天门、退坎宫、按揉百会和四神聪等推拿手法,其基本原理都是通过手法调节经络运行,促使阳气内敛,镇心安神。

(3)食疗:失眠患者在日常生活中应注意饮食,少食辛辣刺激食物,尤其夜间饮食不要摄入葱、姜、蒜等升发阳气的食品。日常调养可以多吃下列食物以助睡眠。

酸枣仁粥:酸枣仁 15 克、粳米 100 克,先以粳米煮粥,临熟,下酸枣仁末再煮,空腹食用;有宁心安神之功效,适用于心悸、失眠、多梦、心烦者。

秫米粥:秫米 30 克、制半夏 10 克,先煎半夏去渣,入秫米煮作粥,空腹食用;有和胃安眠之功效,适用于食滞不化、胃中不适而引起失眠者。

远志莲粉粥:以远志 30 克、莲子 15 克、粳米 50 克为原料,先将远志泡去心皮,与莲子均研为粉,再煮粳米粥,候熟,入远志和莲子粉,再煮一二沸。功能:补中益心志,聪耳明目,适用于伴有健忘、怔忡的失眠患者。

小米粥:小米 50 克、鸡蛋 1 个,先以小米煮粥,取汁,再打入鸡蛋,稍煮。临睡前以热水泡脚,并饮此粥,然后入睡。功能:养心安神,用于心血不足而引起的烦躁失眠等症。

(4)调整生活习惯:夜间是阳气收敛、阴气旺盛的时间段,人体活动也要遵从这个规律,因此在夜间应避免剧烈运动、暴饮暴食、情绪起伏过大等,到点即上床睡觉,勿沉溺于电子产品。

(六)吃饭常掉筷子,当心腔隙性脑梗死

腔隙性脑梗死在老年人群中发病率很高,由于一般发病部位多,病灶面积小,所以又称为多发腔隙性脑梗死。由于硬化的脑血管中的脂质等特质阻塞脑血管,或者心脏瓣膜脱落随着血液流入脑血管,从而造成脑血管阻塞,导致脑组织缺血缺氧和功能性损伤,出现的症状包括常见的麻木瘫痪、感觉与语言障碍、反应迟钝。也是唯一一种能够通过可靠用药、饮食调节、康复锻炼、控制血压血脂等综合性治疗措施达到彻底治愈的脑梗死。

大多数腔隙性脑梗死患者预后良好,如能在起病早期得到诊断并给予适当的治疗,多数在 2 周内可完全恢复;部分患者可遗留轻度的运动或感觉障碍。但防止再发十分重要。腔隙性脑梗死的发病主要与动脉粥样硬化、高血压、高血糖、血液高凝状态、心情不畅、着急、焦虑和生气等有关,因此在防治上应及时采取多方面的针对措施,在日常生活中应注意饮食保健、禁吸烟、少饮酒、合理运动、规律生活,保持乐观的生活态度,定期检查心脏、血管、血脂等,并对异常情况及时合理治疗。由于神经功能损害后的恢复有其自然规律,肌肉力量、感觉、语言等功能障碍的恢复快慢依脑损害的严重程度不同而异,大多数在病后两周至半年内逐渐恢复,患者、家属必须了解这些知识,从而树立起战胜疾病、恢复健康的耐心、信心和毅力。

怎样诊断腔隙性脑梗死？①本病多在50岁以上发病，常有长期高血压、动脉硬化、心脏病病史。②起病较缓慢，症状在数小时或数天达高峰。③临床症状较轻，多无头痛、呕吐及意识障碍。④神经系统体征较局限单纯，如纯运动性偏瘫、纯感觉性卒中、共济失调性轻瘫、手笨拙综合征等。⑤脑电图、脑脊液、脑血管造影等辅助检查无异常。⑥CT可确诊。常有3～10毫米的低密度区，小于2毫米的病灶CT不能显示。

有腔隙性脑梗死的患者，一般可选择下述辅助食疗方剂：黑木耳6克，用水泡发，加入菜肴或蒸食。可降血脂、抗血栓和抗血小板聚集。芹菜根5个，红枣10个，水煎服，食枣饮汤，可起到降低血胆固醇作用。吃鲜山楂或用山楂泡开水，加适量蜂蜜，冷却后当茶饮。若脑梗死并发糖尿病，不宜加蜂蜜。生食大蒜或洋葱10～15克可降血脂，并有增强纤维蛋白活性和抗血管硬化的作用。脑梗死患者饭后饮醋5～10毫升，有软化血管的作用。

除了用药治疗外，防治腔隙性脑梗死还应注意：①高血压患者应长期药物治疗，定期测血压，将血压控制在正常范围；②糖尿病患者要严格控制饮食，坚持降糖治疗，使血糖控制在正常范围，糖尿病患者血压应控制在≤130/85毫米汞柱；③高血脂患者应进行降脂治疗；④定期进行血液流变学检查，血液黏稠度过高者，需口服小剂量阿司匹林；⑤定期心脏检查，特别注意心功能变化及心律失常，改善心脏供血，防治冠心病；⑥对突发头痛、头昏、眩晕、记忆力减退、反应迟钝、遗忘、视物不清、面部发麻等症状，应提高警惕，尽早到医院做头颅CT，以便早发现、早治疗。

（七）远离抑郁症

抑郁症是以显著而持久的心境障碍为主要特征的一种疾病，抑郁症患者常有兴趣丧失、自罪感、注意困难、食欲丧失和有死亡或自杀观念，其他症状包括认知功能、语言、行为、睡眠等方面的异常表现。所有这些变化的结果均导致患者人际关系、社会和职业功能的损害。近年来，随着社会竞争日趋激烈，各种应激性生活事件不断增加，心理压力增大，使抑郁症的患病率呈上升趋势，它已成为威胁人类健康和影响生活幸福度的严重疾病。

中医认为，虽然抑郁症的主要致病机制是情志所伤、肝气郁结逐渐引起五脏气机不和所致，但主要是肝、脾、心三脏受累以及气血失调而成。因此具有抗抑郁作用的中药复方汤剂逍遥散、柴胡加龙骨牡蛎汤、甘麦大枣汤、百合地黄汤等，对缓解和消除抑郁症状，同时调理气血，有着双重功效。

1. 改善抑郁的药膳

（1）百合糖水汤：百合100克，加清水500毫升，用文火煮至熟烂后加糖适量，分两次服食。百合甘苦微寒，能清心安神，治疗心烦不安、失眠多梦。此汤可用于病后余热不净、体虚未复的虚烦失眠，对伴有结核病的失眠患者疗效尤佳。

（2）甘麦大枣汤：浮小麦60克，甘草20克，大枣15枚（去核）。先将浮小麦、大枣淘洗浸泡，入甘草同煎煮，待浮小麦、大枣熟后去甘草、小麦，分两次吃枣喝汤。此方为汉代名医张仲景名方，虽用药普通，但养心安神功效显著。

（3）丹参冰糖水：丹参30克，加水300毫升，用文火（小火）煎

20分钟，去渣，加冰糖适量再稍煮片刻，分两次服用。丹参苦微寒，活血安神，对长期失眠者有安神作用，对患有冠心病、慢性肝炎等患者，尚有改善原疾病的作用。

2. 抑郁症日常注意事项

（1）首先应与患者建立良好的治疗性人际关系，要密切观察自杀的先兆症状，如焦虑不安、失眠、沉默少语或心情豁然开朗、在出事地点徘徊、忧郁烦躁、拒餐、卧床不起等。护理人员不应让患者单独活动，可陪伴患者参加各种团体活动，如各种工疗和娱疗，在与患者的接触中，应能识别这些动向，给予心理上的支持，使他们振作起来，避免意外发生。

（2）安置患者住在护理人员易观察的大房间，设施安全、光线明亮、空气流通、整洁舒适的治疗休养环境中。墙壁以明快色彩为主，并且挂壁画及适量的鲜花，以利于调动患者积极良好的情绪，使其焕发对生活的热爱。

（3）严格执行整体护理管理制度，护理人员要有高度的责任感，对有消极意念的患者，要做到心中有数，重点巡视。尤其在夜间、凌晨、午睡、饭前和交接班及节假日等病房人员少的情况下，护理人员要特别注意防范。

（4）要加强对病房设施的安全检查。严格做好药品及危险物品的保管工作，发药时，应仔细检查患者口腔，严防藏药或蓄积后一次性吞服。

（八）不宁腿综合征

不宁腿综合征是老年人的常见病，我国的患病率为1.2% ~

5.0%，远远高于多发性硬化、帕金森病或阿尔茨海默病等其他神经系统的疾病。该病虽然对生命没有危害，但却严重影响患者的生活质量，应当引起重视。

1. 不宁腿综合征的主要症状　患者休息或夜间睡眠时，双下肢出现一种自发的、难以忍受的异常痛苦的感觉，如酸胀、撕裂感、烧灼感、疼痛、刺疼、瘙痒及虫爬等。以小腿腓肠肌最常见，大腿或上肢偶尔也可以出现，患者往往形容"没有一个舒适的地方可以放好双腿"，有的持续数分钟，严重的则整夜不停。患者因此在床上辗转反侧，坐卧不安，被迫踢腿、活动关节或者按摩腿部，严重者要起床不停地走路，方可得到缓解，导致患者严重的睡眠障碍而出现日间嗜睡，工作能力下降。有的则表现为从一侧下肢到另一侧下肢出现交替性的、周期性的肌肉活动亢进，是发生在快速眼动睡眠期的腿部刻板的重复屈曲动作，可将患者惊醒。

2. 不宁腿综合征的分类　该综合征分为原发性与症状性两大类。原发性不宁腿综合征，原因不明，少数患者有家族史。症状性不宁腿综合征，继发于其他疾病，常见于尿毒症、缺铁性贫血、叶酸缺乏、妊娠、风湿性关节炎、帕金森病、多灶性神经病、代谢疾病和某些药物所致。

3. 不宁腿综合征的特征

(1)异常感觉：由于肢体难以形容的不适感，导致有运动肢体的强烈愿望，主要是下肢。这些异常感觉常发生在肢体的深部，而不是在表面，如皮肤。

(2)运动症状：患者不能入睡，不停运动肢体以缓解异常感觉。主要表现为来回走动、不停晃动或屈曲伸展下肢，或者在床上辗转反侧。

(3)症状在休息时加重,活动可以暂时缓解。

(4)症状在夜间加重,深夜达到高峰。在正常情况下,肌肉组织内的血液循环能保证肌肉活动时氧和养料的充分供应,同时带走代谢废物,故肌肉活动自如。但当供应肌肉血液的血管发生病变,管腔变窄,而人体又处于安静状态,心率变慢,血流迟缓,供血量减少和代谢废物(如乳酸)堆积时,肌肉的正常活动就会受到影响而引发此病。

4.不宁腿综合征的预防措施　老年人发生本病多与动脉硬化相关,所以预防本病的发生,关键是预防老年人动脉硬化,具体措施如下。

(1)戒烟忌酒,避免精神紧张、情绪激动、焦虑、抑郁、生闷气、生活无规律、过度劳累等,这些均可影响血脂代谢,促发动脉硬化,甚至斑块形成。

(2)坚持体育锻炼,如散步、慢跑、打太极拳、跳健身操等,可促进血液循环,加速体内脂肪代谢,有利于控制体重增长,降低血脂水平。

(3)适当节制饮食,膳食合理,以免身体超重,血脂增高;避免多吃富含胆固醇(肥肉和动物内脏)和高糖食物;应多吃高纤维素食物(粗杂粮)、绿叶蔬菜和水果。

(4)进行血管舒缩运动,长年坚持冷热水交替擦澡或冷热水交替入浴(即先用冷水擦澡或入浴,然后再用热水擦澡或入浴),使血管发生舒缩运动,可防止或推迟动脉硬化。

(5)可以选用中医外治法(如针灸、推拿、拔罐等方法)辨证施治,预防和缓解不宁腿综合征。

(九)预防前庭性偏头痛

偏头痛是一种临床常见的原发性头痛,其发病机制目前尚不完全明确。临床发病特点为:起病早,往往从年纪很小的时候开始;反复发作,到中青年期达到发病的高峰;以女性多见,而且许多偏头痛患者多有家族史。

从以下几个方面来了解一下偏头痛的主要表现。首先是头痛的部位:多为偏侧,在额头和太阳穴处,也可能是两侧。其次为头痛的性质:多呈搏动性疼痛,疼痛剧烈、逐渐加重,且反复发作,久治难愈。伴随症状:常伴有恶心呕吐,对光线和噪声非常敏感。头痛的时间:发作一般不超过 72 小时,服用镇痛药或休息后可见好转。头痛发作前往往有先兆:如出现视觉的异常、幻听、耳鸣等。

前庭性偏头痛的症状主要是发作性的,包括各种类型的头晕,好像眩晕界的“变色龙”,能模仿各种眩晕的表现;发作时间可以为数秒、数分钟、数小时甚至数天,包括:①自身旋转的运动幻觉和视物旋转或漂浮错觉;②头动诱发或位置诱发性的眩晕或不稳感,对头部运动的不耐受;③不少人表现为姿势性不稳,部分患者可有视觉性眩晕或头晕。

导致前庭性头痛的原因有很多,比如激素的变化(女性月经期容易发作);睡眠不足或睡眠时间过长;精神紧张、情绪波动;饮食不节;某些食物或药物(奶酪、巧克力、红酒等一些特殊食物也会诱发偏头痛);气温的变化(受热受凉后);环境的影响(暴露于闪烁光线或异味刺激或吵闹的环境)。

学会如何预防前庭性偏头痛,也是很有必要的!

1. 注意饮食　了解容易诱发前庭性偏头痛的食物，不吃会诱发或加重本病的食物。

2. 规律睡眠　营造安静的休息环境，每天保证充足的睡眠，提高睡眠质量，同时也要避免睡得过多。即便是周末和节假日，也要做到按时睡觉、起床。

3. 适当运动　进行有规律的有氧运动，尤其是呼吸训练、调息的运动（如瑜伽），可有效帮助患者减轻焦虑、肌肉紧绷等症状，减少对偏头痛的不良刺激。

4. 调整心态　避免情绪波动，保持放松愉悦的心情，积极面对生活，做情绪的主人而非仆人，在管理好个人情绪的同时，亦保证了自身的健康。

如果发作频繁，建议及时就诊，首先要排除其他脑部疾病。如果确诊为前庭性偏头痛，医生会根据情况选择合适的病因、药物治疗手段，患者应积极配合治疗。

（十）节日聚餐谨防急性胰腺炎

你是不是和胆结石还“藕断丝连”？你是不是和高脂血症正“长期抗战”？你是不是和慢性胰腺炎有“难忘的过去”？如果是的话，在将要到来的节日期间，你一定要注意饮食了，别太油腻，别暴饮暴食，否则，急性胰腺炎就可能傍上你，并让你腹部胀痛 6 小时以上。即使没有上述病症，你同样也需要小心！

急性胰腺炎爱踩“节点”。现在胰腺炎患者逐年增多，这跟人们的饮食结构改变、高脂血症患者增多、医生鉴别水平提高有很大关系。急性胰腺炎的主要诱因就是暴饮暴食，此外，还与过度劳累、创伤、感染有关，所以，逢年过节，该病的发病率就会陡增。尤其是患有胆囊炎、肾结石、胃穿孔等疾病的患者更应当提高警惕。

胰酶“吃”胰腺造成炎症。人体的肝和胰腺，每天都产生大量的胆汁和胰液，分别通过胆管和胰管进入十二指肠，以便促进食物的消化分解。胰液中所含的大量胰淀粉酶、胰脂肪酶和胰蛋白酶等酶类，是人体内最主要的消化酶。这些酶，在胰管内很“乖”，毫无活性，对自身组织也无任何伤害，但如果与胆汁或肠道中的某种酶相遇，就会被激活，变成消化能力很强的消化酶。

一般来说，人类的胆管和胰管在进入肠道之前，先合并成为一个“Y”字形的“共同通道”，如果这个“共同通道”被堵塞，大量胆汁与胰液无法顺畅地进入十二指肠而误入胰腺，胰腺内部的胰酶就会被激活。这些消化酶便不分青红皂白把自身的胰腺组织当成吃进去的鱼肉一样加以消化分解，造成胰腺组织的充血水肿，严重时甚至溃烂、出血和坏死，从而导致急性胰腺炎的出现。

酒精本身就会毒害胰腺，“暴饮”可能造成胰腺充血水肿导致急性胰腺炎。“暴食”会导致胰液短时间内大量分泌，充满胰管，易被细菌感染引起急性胰腺炎。再者，胆结石患者如果吃了高脂饮食后会引起胆囊的强烈收缩，小结石可能会被挤压进胆道，也有可能嵌顿在“共同通道”里，造成胆汁胰液的淤积滞留，引起胰腺炎。

总之，暴饮暴食、胆结石患者很容易患上急性胰腺炎。

因此，在节日来临之际，希望人们规律生活，平衡饮食结构，少吃油腻食物，以免“中招”。

（十一）合理饮食预防慢性胃炎

随着人们生活水平的不断提高，物质生活的极大丰富，饮食标准日益提高,随之而来的各种消化内科疾病的发病率也逐年增高,特别是慢性胃炎已经成为困扰众多人工作与生活的大问题,如果得不到有效的治疗,就可能发生病变,甚至危及生命。

慢性胃炎是一种常见病和多发病,并且随着年龄的增长发病率逐渐增高。导致慢性胃炎的病因很多,总结起来,主要包括以下几个方面:①急性胃炎久治不愈演变成慢性浅表性胃炎;②饮食不规律、暴饮暴食、时饥时饱,经常吃过热或过粗糙的食物,不健康的生活习惯,经常抽烟酗酒、吃辛辣食物;③幽门螺杆菌等病菌感染导致慢性胃炎;④肺气肿、心脏病、糖尿病、咽喉炎、胆囊炎等病症也容易引发炎症。

慢性胃炎缺乏特异性症状,常见的临床表现有:起病缓慢,多有进食后上腹部不适或疼痛,往往是无规律的阵发性或持续性疼痛。伴有食欲减退,或厌食、恶心、腹胀及嗳气。可出现消瘦、疲乏无力、腹泻及贫血等,多为缺铁性贫血。个别伴黏膜糜烂者上腹痛较明显,并可有出血。

因此,慢性胃炎的合理饮食十分重要,特别是处于预防阶段及康复阶段。

第一,养成良好的饮食习惯,定时进食,不暴饮暴食,减轻胃部负担。

第二,保持情绪乐观和稳定,避免长期精神紧张。

第三,注意腹部保暖。

第四,胃酸少者,应经常吃一些酸味食物;胃酸过多者,应禁食容易产生酸的食物。胃酸少者,可吃一些如酸牛奶、醋煮的菜肴以及酸性水果(山楂、苹果、橘子、草莓)等,以刺激胃液分泌,帮助消化，增加食欲。胃酸过多者可多吃苏打饼干，以中和胃酸，有明显腹胀时，应尽可能不吃或少吃易产生胀气的食物。

第五，减少食物对胃的不良刺激，忌烟酒，不吃辛辣刺激性强的食物，避免长期进食过热过酸及熏烤食物。避免长期服用对胃黏膜有刺激的药物，如阿司匹林、吲哚美辛（消炎痛）、泼尼松等。

第六，定期到医院检查，发现问题并及时治疗。

知识链接：

1. 胃炎患者饮食宜忌

戒刺激性的食物：咖啡、酒、辣椒、芥末、胡椒等，这些会刺激胃液分泌或使胃黏膜受损的食物，应避免食用。

戒酸性食物：酸度较高的水果，如凤梨、柳丁、橘子等。如饭后摄食，对胃溃疡患者会有太大的刺激，所以并不一定要禁止食用。

戒产气性食物：如大蒜、葱、大豆等食物容易产气，使患者有饱胀感，应避免摄食。但食物是否会产气而引起不适，因人而异，可依个人的经验决定是否应摄食。

此外，炒饭、烤肉等太硬的食物，年糕、粽子等糯米类制品，各式甜点、糕饼、油炸的食物及冰品类食物，常会导致患者的不适，应留意选择。

2. 胃炎患者吃饭注意事项　吃饭要定时定量，进餐要细嚼慢咽，且心情要放松，饭后略做休息再开始工作。少量多餐可以避免胃胀或胃酸过多。除三餐外，于上午、下午、睡前各加一次点心，饭后不要立即躺下休息。

(十二)轻度脂肪肝的食疗

各种内因和外因会造成脂肪在肝脏中过量堆积,如果肝中脂肪含量超过5%,医学上就称为脂肪肝。人体其他的一些疾病可以影响肝的脂肪代谢,造成肝脂肪堆积,所以过去仅把脂肪肝作为一种病理状态、病理过程,而不认为是一种独立的疾病,未列入慢性肝病的范畴。近年来随着医学影响技术的发展和对脂肪肝的深入研究,才把脂肪肝作为一种独立的疾病诊断。肝的脂肪中主要为中性脂肪即甘油三脂,也有少量的胆固醇、卵磷脂。

食疗是大多数脂肪肝患者治疗的基本方法,也是预防和控制脂肪肝病情进展的重要措施。众所周知,热能的来源为食物中的蛋白质、脂肪和糖类,其需要量与年龄、性别和工种等因素有关。过高的热能摄入可使人的体重增加、脂肪合成增多,从而加速肝细胞脂肪变性。因此,应该制定并坚持合理的饮食制度,瘦肉、鱼类、蛋清及新鲜蔬菜等富含亲脂性物质的膳食,有助于促进肝内脂肪消退,高纤维类的食物有助于增加饱腹感及控制血糖和血脂,这对于因营养过剩引起的脂肪肝尤其重要。

脂肪肝患者饮食注意:①热量控制,男子一天饮食热量不超过1 800 千卡,女子不超过1 500 千卡;②绝对禁酒,最好禁烟,冬季不仅要做好保暖措施,保肝也很重要,低脂低糖低盐饮食。选用脱脂牛奶,烹调时尽量选用植物油,少食动物内脏、肥肉、鱼子、脑髓等含高脂肪、高胆固醇的食物,少食煎、炸食物,少吃甜食,每天盐的摄入量控制在 5 克之内。③保证充足蛋白质的摄入,如鱼、虾、瘦肉、海米等;多食用含维生素、纤维素多的食物,如蔬菜、水果、粗粮等。④少食刺激性食物，如葱、姜、蒜、辣椒、胡椒等。⑤晚餐不宜吃得过饱，睡前不要加餐。⑥多饮水，可以饮绿茶、花茶等，饮水时要小口喝，不要大口猛饮。

有益于肝的食物：①燕麦，含极丰富的亚油酸和丰富的皂苷素，可降低血清胆固醇、甘油三脂；②玉米，含丰富的钙、硒、卵磷脂、维生素 E 等，具有降低血清胆固醇的作用。

适合脂肪肝的药膳：①何首乌粥。何首乌洗净晒干、打碎备用。将粳米 50 克，大红枣 2 枚，加清水 600 毫升煮成稀粥，兑入何首乌末 20 克搅匀，文火煮沸，早晨空腹温热服食。②玉米粥。沸水中放入几枚大蒜瓣，略煮软，加入以凉水调和好的玉米粉糊，共煮成粥，早晚食用。③赤小豆鲤鱼汤。鲤鱼 1 条，去杂洗净，与赤小豆 150 克，玫瑰花 6 克，加水共煮至烂熟，去花调味，分 2～3 次服食。④脊骨海带汤。海带丝、动物脊骨各适量，调料少许。将海带丝洗净，先蒸一下；将动物脊骨炖汤，汤开后去浮沫，投入海带丝炖烂，加盐、醋、味精等调料即可。

（十三）饭后打嗝惹尴尬

打嗝，医学上称“呃逆”，是膈肌不自主的间歇性收缩运动，空气突然被吸入呼吸道内，并伴有吸气期声门突然关闭而发出一种特别的短促声响。膈肌连续收缩使胸腔内压力降低，可产生胸内的不适感。健康人受精神刺激或快速吞咽干燥食物而同时较少饮水，可发生呃逆，但能自行消失。如果打嗝时发出异味，胃里发出咕噜咕噜声，如果异味是酸味，表明胃酸过强；如果是苦味，表明胆汁剧增；如果是腐烂（臭鸡蛋）味，则和硫化氢有关，食物糊状物长时间阻留在胃里形成硫化氢。需要赶快找医生求治。这样的打嗝和胃病、肠病、肝病、胆囊等疾病有关。

治疗打嗝，首先要治疗引起呃逆的原发疾病，其次才是对症治疗。下面介绍的是一些简便而且实用的方法，能够阻断神经反射而使呃逆中止。

（1）分散注意力，消除紧张情绪及不良刺激。

（2）先深吸一口气，然后憋住，尽量憋长一些时间，然后呼出，反复进行几次。

（3）喝开水，特别是喝稍热的开水，喝一大口，分次咽下。

（4）将混合气体装入塑料袋中吸入，混合气体中含 90% 氧气和 10% 的二氧化碳。

（5）嚼服生姜片。

（6）将生韭菜洗净，榨出菜汁后口服。

（7）柿蒂（指新鲜柿子或柿饼的蒂）每次 20 枚，加水煎水成 100 毫升，分两次口服，一次 50 毫升。

（8）触咽法：用消毒棉签或干净筷子，轻触患者咽后壁 2 ~ 3 下，使出现作呕动作，然后让其闭口咽一下口水。接着，再触咽后壁使其产生恶心“上翻”，嗝即停止。

（9）塑料袋套口鼻法：取中型塑料食品袋套住口鼻，两手箍紧，不使其漏气，经 1 ~2 分钟嗝即自止。

（10）点压穴位法：患者坐站均可，但全身要放松，调匀呼吸，施术者用两拇指重按患者两眉头处（攒竹穴），持续按压 1 ~2 分钟即可止嗝；亦可用两拇指按压两耳垂后面的骨缝（翳风穴），向前内方向用力，使其产生强烈的酸胀感，持续按压片刻，打嗝即可停止（攒竹穴:面部,当眉头陷中,眶上切迹处。翳风穴:在耳垂后耳根部,颞骨乳突与下颌骨下颌支后缘间凹陷处)。

(11)对顽固性打嗝,可用丁香6克、柿蒂10克、竹茹10克、芦根10克。水煎,取汁分2次温服。每日1剂,一般服用3~6剂即可控制,也可酌情加韭菜籽同煎。

此外,还有一些方法,也可帮助尽早结束打嗝。比如,吃一茶匙糖,干吞(不配水)。可以在数分钟后止住打嗝,因为糖在口腔里会改变原来的神经冲动,以阻挠横膈膜的肌肉做间歇性的收缩。再有,打嗝时可用拇指按压中指第二个关节处约10秒,对治疗打嗝也很有帮助。

(十四)高血压的自我调理

现代社会中,高血压的发病率逐渐增高。据统计,在我国60岁以上的人群中,有大约一半的人患有高血压。一旦发现高血压,许多人会到医院就诊治疗。但是,高血压是一种慢性病,换句话说,大多数人会伴随终生。这期间将会碰到各种各样的情况,需要耐心仔细的治疗和自我调理。我们把药物治疗交给医生,但也不可忽视日常生活中的自我调理。

世界卫生组织和高血压联盟关于高血压的治疗包括生活方式改善和药物治疗。许多早期高血压经过生活方式改善就可以降低血压,即使比较严重的高血压,生活方式改善也是药物治疗的基础。生活方式改善在医学上称为非药物治疗,包括戒烟限酒、减肥和锻炼、低盐饮食等。

1.戒烟限酒　吸烟可以升高血压。在临床试验中发现,取一个血压计，在安静状态下对患者连续测量血压2次，2次血压的数值可能有少许差别，但不应大于5毫米汞柱，如2次差别过大，则应重测，然后取平均值，作为吸烟前的血压记录。然后开始吸烟，待一根烟吸完后，再重复上述测量过程，你将会看到血压有一个明显的上升(5～10毫米汞柱)。因此，戒烟从任何时候开始都不算晚。

我国是饮酒大国，饮酒这个话题有很多说法，有人说黄酒不能喝，白酒可以喝；也有人说白酒不能喝，红酒可以喝。其实这都有一定局限性。任何酒类都是由大米、高粱、小麦、葡萄等粮食或食物发酵浓缩而成的，含有较高的能量，进入人体后经过一系列复杂的生理生化反应，转化为糖或脂肪被人体所吸收利用或储存起来；过量则必定有害。因此，任何一种酒过量均对身体不利。

诚然，从血脂治疗的方面来说，红酒(或黄酒)可以增加高密度脂蛋白胆固醇(HDL-C)，这是一种具有心脏保护作用的胆固醇。因此，少量喝一点红酒或黄酒对身体有一定益处，但也不可过量。另外，饮酒时常进食大量“下酒菜”，南方人往往佐以大量荤素菜等，这些菜里的蛋白质和能量含量很高，具有丰富的营养，但如果在体内过量堆积，则成为负担，反而引起肥胖、高脂血症、脂肪肝、高血压、糖尿病、动脉硬化等一系列疾病。因此，必须限酒，每天不超过100毫升(2两)。虽然每个人的酒量有大小，这只是反映了身体内酒精分解的速度，但吃进去的能量是一样的。

2. 减肥和锻炼　减肥包括控制体重、控制饮食和适当锻炼。控制体重要因人而异，常用的标准体重的计算公式：身高(厘米)-105=标准体重(千克)。但每个人骨骼有粗细，肌肉有多少，因此也不必强求,只要身体活动自如,反应灵敏,身材匀称,保持体重稳定即可。

控制饮食和锻炼都是为了控制体重。例如,今天准备参加辛苦或劳累的工作,就要适当增加饮食量。反过来,今天晚上没有活动,晚餐就不要吃得太多。吃进去的食物要把它消耗掉,否则,过剩的食物就可以引起肥胖。

还有的人虽然吃得很少,但还是会发胖。这就要从吃的每一样东西里找原因。虽然进食主食的量很少,但是如果吃大量蔬菜或者含糖饮料,里面也含有大量的热量。另外,菜汤里往往含有许多油和盐,许多家庭主妇舍不得倒掉,但吃下去也会过量。有研究表明,看电视时顺便吃一点零食或者晚上再喝一杯牛奶,也会引起肥胖。

减肥和控制体重特别要注意一生中容易发胖的几个关键时期:妇女产后;骨折、手术或大病初愈后;退休;更年期等。这些时期的生活习惯均有重大改变,注意力很容易集中在某一疾病的治疗方面,而忽视了营养摄入,如果营养摄入超量太多,则很难恢复从前的体重。因此,需要适当控制饮食,既要保证营养,又不至于引起肥胖,每餐吃到八分饱,但要保证蛋白质的摄入。

锻炼对保持体重、减肥和健康均很重要。每个人都有自己喜欢的娱乐和锻炼方式,散步、慢跑、打太极拳、跳舞、打球、游泳均可以,而应尽量减少静坐的娱乐活动:打麻将、看电视、上网、泡茶馆等。保持每天均匀的活动量,也可以每周较大量地运动 2~3 次。锻炼也不可过量,以锻炼休息后第 2 天精力旺盛、全身舒适为好。如果剧烈运动后第 2 天全身酸痛不适,那就要减少运动量,逐渐增加。

3. 低盐饮食　高盐饮食可以引起高血压是根据人群流行病学广泛调查得出的结论。因此，世界卫生组织建议每人每天食盐摄入不超过6克。但也要根据具体情况，如重体力劳动者出汗多，则食盐摄入量也高。另外，多吃富含钾的水果，就可以部分抵消食盐氯化钠的作用；多喝水，也有助于稀释和排出钠盐。

4. 食物的选择　食物的选择也有讲究。中医学就主张药食同源，食物也是有寒凉温热之分。按照中医的体质分类，每个人的体质均有一定的偏性。而高血压患者大多属热性体质，一般红光满面、精神旺盛、声音响亮、经常便秘等。因此，按照中医的药食同源观点，平时就应该有选择地进食寒凉属性的食物，少食热性食物。通常认为寒凉属性的食物有水产品、鸡鸭、猪肉、青菜、芥菜、苦瓜、扁豆、绿豆、菠菜、茼蒿、莴苣、百合、芹菜、西瓜、草莓、梨等，而热性食物包括羊肉、鹅肉、韭菜、大蒜、洋葱、辣椒、南瓜、山药等。而马铃薯、西红柿、藕、黄瓜、竹笋、茭白、荸荠、各种萝卜等属平性食物，可以放心食用。烹调也可以改变食物的属性，如油炸、煎炒、烧烤等都可以增加热性，各种辛辣调料也都增加食物的热性，如果长期食用，也可影响血压或降低药物的疗效。

5. 休息和放松　休息可以通过降低交感神经张力来降低血压。通过24小时动态血压监测，可以了解到睡眠良好的人夜间血压明显下降。反之，如果失眠、紧张、做噩梦等，则夜间血压几乎没有下降，甚至比白天还要高。如何提高睡眠质量，则需要从卧室的环境、白天活动情况、身体状况等各方面来寻找原因，逐渐调整。

还可以通过积极的运动放松来降低血压。如气功、瑜伽、各种理疗仪、按摩仪、降压仪等，均是通过各种仪器或设备，刺激身体的经络或耳郭、足底皮肤,或通过心理暗示的方法,达到身体内交感和副交感神经的平衡,使人体的精神逐渐放松,血压就随之而降。但结束以后,作用就会消失;因此,血压较高者不能以运动代替药物治疗,只能作为辅助或补充治疗。

6. 冬天保暖和夏天饮水　天气变化对人体的刺激也能影响血压。冬天寒冷,特别是冷空气南下时,血压就会比原来增高。许多高血压患者就会感到头痛不适,甚至诱发脑卒中、心肌梗死。因此,冬天寒冷时一定要注意保暖,早晨不要太早出门,多穿衣服,戴好帽子、围巾、手套等各种御寒物品,房间开窗通风也不要时间太长,特别是晚上睡眠时应关好窗户,采用各种取暖设备,防止受凉而发生脑卒中。

夏天温度增高,血管舒张,血压容易下降。但夏天人体容易出汗,食欲下降,人体内血液就要浓缩,导致血黏度增高,头晕、肢体乏力,甚至诱发脑血栓形成。这时就要注意补充水分,临睡前或起床后多喝凉开水,甚至半夜里口干也应喝水,虽然可能影响睡眠,但逐渐习惯后就会适应了。另一方面,房间里空调温度也不可太低,室内外的温差太大,也容易引起血压波动。

综上所述,关于高血压的治疗,世界卫生组织和中国高血压病防治指南均推荐1级高血压[(140~159)/(90~99)毫米汞柱]并且无冠心病和糖尿病等危险因素时,首先改善生活方式,如果经过努力,血压稳定下降达正常,则可以继续非药物治疗。如果经过非药物治疗2~12个月,血压仍超过140/90毫米汞柱,则需要加用药物治疗。对于血压在(120~139)/(80~89)毫米汞柱范围的人,属于正常高值,指南推荐应改善生活方式以预防高血压及心脑血管疾病的发生。

（十五）冠心病的防与养

心脏是人体中一个最独特的器官——人的大脑在睡眠时可以得到休息，肺和肾虽然不停止工作，但是内部可以轮班休息，胃肠在不消化食物的时候也可以暂停工作，而心脏却不能停歇。心脏再疲劳也要坚持工作，虽然它的工作状况会因病、因累而差，但是只要生命存在，它就会一直工作下去。随着物质生活条件不断改善，人们生活水平的不断提高和寿命的逐年延长，心脑血管疾病的发病率在逐年上升，冠心病已成为世界上严重危害人类健康的常见病和多发病之一。

1.冠心病的诱因　冠心病是由冠状动脉粥样硬化、狭窄或阻塞，或者冠状动脉痉挛引起的心肌缺血缺氧（心绞痛）或心肌坏死（心肌梗死）的心脏病。亦称冠状动脉粥样硬化性心脏病或缺血性心脏病。从冠心病的发病患者群体、发病规律来看，冠心病的发生与不健康的生活方式、不良的饮食习惯及某些疾病（如高血压、糖尿病、血脂异常、肥胖等）有很大关系。

（1）吸烟：卷烟的烟雾中含有煤焦油、尼古丁、一氧化碳、苯比芘、氰氢酸等。这些有害物质在吸烟时随着烟雾吸入肺里，造成肺损害的同时还会迅速吸收入血液，进而随着血流到达心脏及全身各个系统造成损害。同时烟雾中的尼古丁可兴奋交感神经及肾上腺髓质，引起心率加快、动脉痉挛，久而久之导致动脉内膜损伤，使胆固醇、甘油三酯沉积和血小板集聚，使动脉硬化病持续发展，最终导致冠心病发生。

（2）不良饮食习惯：越来越多的研究资料表明，不良的饮食习惯和不健康的饮食结构，是导致动脉粥样硬化的一个重要因素。一个人的饮食习惯不良，如喜欢荤食，经常吃大鱼大肉、油炸食品、洋快餐及动物内脏、蛋黄等胆固醇和脂肪含量高的食物，就会摄入过多的动物脂肪，那么血液中的胆固醇、甘油三酯会增高，而诱发动脉粥样硬化，进而发生冠心病。

(3)肥胖过度：体重增加使心脏负担加重和血压上升，使血脂增高，肥胖后体力活动减少又妨碍了冠状动脉粥样硬化病变部位侧支循环的形成。

(4)高血压：高血压患者中冠心病的发病率较血压正常者高4倍以上，长期血压高使血管内压力持续增高，血管损伤就越严重。此外，血管长期处于痉挛状态，使管壁营养不良，也容易引起胆固醇等脂质沉着形成动脉粥样硬化。

(5)血脂异常：大家都知道冠心病是一种多因素疾病，其中高脂血症是最重要的危险因素。大量的临床研究和动物实验表明，当血脂含量长期处于高水平，即血液中总胆固醇、甘油三酯、低密度脂蛋白胆固醇含量增高，机体对血脂调节作用将会发生紊乱。

(6)糖尿病：糖尿病患者易患冠心病，主要因为葡萄糖代谢紊乱。由于胰岛素分泌不足，葡萄糖代谢长期紊乱会引起心脏的微小血管病变，心肌代谢紊乱，因而容易发生心脏供血不足，引起冠心病。

(7)寒冷刺激：北方天气寒冷时，冠心病发病率明显高于南方。气候变化可诱发冠状动脉痉挛，使管腔持续闭塞；或挤压斑块使内膜损伤，血小板聚集，血栓形成使管腔急性堵塞，也可导致急性心肌梗死。

(8)不良情绪：长期的精神抑郁、焦虑、忧心忡忡、紧张、惊恐、过分激动等都会导致交感神经过度兴奋，血管收缩，易导致血小板在血管壁上集聚，引起冠状动脉硬化。

2. 冠心病患者的饮食调养　①低脂肪；②低热量；③低盐；④适量蛋白质；⑤适宜糖类；⑥多吃新鲜蔬菜、适量水果；⑦定时定量、少吃多餐；⑧忌烟、酒、浓茶及辛辣食品。

食物选择：第一类为谷类及薯类食物；第二类为动物性食物；第三类为豆类及豆制品；第四类为蔬菜和水果；第五类为纯热能食物，包括动、植物油和淀粉及食用糖。

有益的食物：芹菜、洋葱、白菜、木耳、茄子、西红柿、韭菜、香菇、海带、辣椒、空心菜、南瓜、胡萝卜、花生、核桃、麦芽、玉米。

保健菜谱：①清炒洋葱，洋葱 250 克，葱少许，食用油 20 克。有滋补肝肾、化浊去瘀、降脂降压、抗衰防老的功效。②菖蒲炖猪心，石菖蒲 6 克，猪心 1 个。石菖蒲研成末，猪心切片，用水一起煮熟，每日 2 次，忌铁器。有理气、活血、散风，改善冠心病心胸烦闷的功效。

3. 冠心病的中药治疗　中药对冠心病的防治也有较好效果，如三七粉、西洋参粉各等量，三七粉 50 克、西洋参粉 50 克即可，两者混合均匀。每日温水冲服，用量根据病情增减，一般人每日服用混合粉末 1 克即可。这个方子还可以增加丹参一味药，也是等量，增加以后，对脑血管的保养也很有好处。在中医里面，西洋参性甘、微苦，凉。归心、肺、肾经。中医认为其补气养阴，清热生津。用于气虚阴亏，虚热，咳喘痰血，虚热烦倦，消渴，口燥咽干等。现代医学研究认为西洋参有抗疲劳、抗氧化、抗应激、抑制血小板聚集、降低血液凝固性的作用，但孕妇禁用。

4. 适合冠心病患者的运动方式　①散步：长期的轻快散步，可以安定神经系统，消除不安与烦躁，使心情变得开朗愉快，增强对紧张情绪的忍耐而减少心绞痛的发生率。②骑自行车：可以增强心脏功能，使心肌收缩力增强，血管弹性增加。但在锻炼的时候要采用间歇运动逐步增量法，运动的时间应以不感到疲劳为原则。③游泳：可使摄氧量增高，有助于改善心脏功能。但在游泳前要做好准备活动，以免时间过久，引起肌肉痉挛和心绞痛发作。④打太极拳：动作舒松自然，动中有静，可以使大脑皮质一部分进入保护性抑制状态而得到休息。通过轻松柔和的运动，可以使年老体弱的人经络舒畅，新陈代谢旺盛，体质、功能得到增强。⑤慢跑：进行轻松的慢跑运动，能增强呼吸功能，使肺活量增加，提高人体通气换气能力。慢跑所供给的氧气较静坐时可多 8 ~ 12 倍，坚持长期慢跑的人，能改善脂类代谢，防治血液中脂质过高，减少胆固醇等脂质在血管壁上的沉淀，从而起到防治冠心病的作用。

（十六）心肌梗死早发现

春节是中华民族的传统节日，在社会进步和经济飞速发展的今天，春节的 7 天长假对于人们的重要性日益增加。在这 7 天中，人们走亲访友，把酒言欢，不仅身心得到放松，同时也品尝了唇齿留香的佳肴。然而，人们在这 7 天中的习惯改变为心脑血管疾病的发病埋下了诸多隐患。

心肌梗死是心血管系统的常见疾病，据相关数据表明，春节期间及春节后 10 天急性心肌梗死的发病率占全年总发病率的 32%，病死率占全年总病死率的 11%。而春节期间大量抽烟、饮酒、进食油腻及熬夜等造成血黏度增高，血流速度减慢，是血栓形成的主要因素，而栓子的破裂、出血等成为急性心肌梗死发作的主要病因。因此，如何及时发现和积极预防心肌梗死对于降低其死亡率至关重要。

1. 心肌梗死的先兆症状 心肌梗死是在冠状动脉粥样硬化基础上，伴有斑块破裂、出血、血栓形成或冠状动脉痉挛等原因引起管腔急性闭塞，导致管脉血流中断或急剧减少，使相应的心肌发生持续而严重的急性缺血，最终导致心肌缺血性坏死。它多发病突然，约 20% 患者发作前无相关症状，但有 50% ~80% 的患者发病前 1 ~2 天有先兆症状，例如：

（1）在近 1 个月内，心绞痛呈进行性加重性发作。

（2）心绞痛发作较前频繁，胸痛范围扩大，时间延长，程度剧烈，服用硝酸甘油及其他急救药不能有效缓解。

（3）心绞痛多在夜间安静休息时发作，且发作时没有明显诱因。

（4）心绞痛发作时伴有恶心、呕吐、大汗、心动过缓、严重的心律失常、急性心功能不全或血压有较大波动。

（5）以往身体健康，突然出现憋闷、乏力，运动时心慌、气短等，并且呈现进行性加重。

（6）中老年患者突然出现急性左心衰竭、心源性休克、严重心律失常，且原因不明。

当出现上述警报信号时，应立即去医院检查，并绝对卧床休息，避免劳累、负重、情绪变化或受刺激等，有条件者可实行氧疗或心电图监测，则有可能避免心肌梗死的发生。

2. 心肌梗死的临床症状　急性心肌梗死的临床症状较典型，类似于心绞痛发作，但在程度、缓解方式等方面又有所不同。

（1）疼痛是最先出现的症状，常发生于安静或睡眠时，位置为胸骨后方，向左肩、左颈部、左臂及小指等处放射，疼痛多为压榨紧缩样疼痛，疼痛程度较重，持续时间较长，多在30分钟以上，可达数小时或数天，休息或含用硝酸甘油片多不能缓解。常伴有烦躁不安、出汗、恐惧，有濒死感。

（2）由于坏死物质的吸收，全身出现发热，一般为38摄氏度左右，伴有心动过速、白细胞增高和红细胞沉降率增快等症状。一般在疼痛发生后24～48小时出现，程度与梗死范围常呈正相关。

（3）有1/3患者伴胃肠道症状，如恶心、呕吐和上腹胀痛，与迷走神经受坏死心肌刺激和心排血量降低、组织灌注不足等有关。

（4）有半数以上患者在发病1～2周出现心律失常，室性心律失常为最多，尤其是室性期前收缩。

（5）若不及时治疗，还将发展为低血压和急性心力衰竭等相关疾病，预后较差。

3. 心肌梗死的预防　对于发病迅速的急性心肌梗死，有效积极预防是降低其节后发病的有效方法，具体预防如下。

（1）减少烟酒摄入：临床研究显示，烟中的尼古丁也会导致血管收缩，喝酒会加速血管栓子的形成和发展。

（2）减少辛辣油腻食物的摄入：长期食用辛辣食物会造成血液酸碱度紊乱，油腻食物中含有大量胆固醇及甘油三酯，会加速不稳定血栓在血管中的形成。

（3）调节生活习惯：研究显示，经常熬夜的人患血栓栓塞性疾病的概率大大增加。冬季入夜较早,应顺应四时早些入睡,使肝得到有效休息,促进肝对胆固醇及甘油三酯等的代谢。

(4)多食用保护血管、净化血液的食物:如具有抗血小板聚集的黑木耳、大蒜、洋葱、香菇、草莓、菠萝、西红柿、红葡萄、橘子等;具有调脂作用的有螺旋藻、香芹、胡萝卜、山楂、紫菜、海带、核桃等。此外,一些富含卵磷脂的食物如大豆及豆制品、禽蛋、鱼类等,也可使血栓不易形成。

(5)经常饮水:水对人体非常重要,它参与人体的化学反应、调节血液的 pH 值、降低血脂、带走血管壁上的黏稠物等作用。饮水要注意时机,如早晨起床前、每次就餐前饮水,效果特别好。一旦体内水分充足,黏稠的血液可被稀释。

(6)调节情志,保持心情愉快:研究显示,情绪激动容易引起血管收缩,影响血液的流速,会使血液黏稠度增高。长期保持愉快心情可使机体内自由基的活性物质增多,具有保护血管的作用。

(十七)春季防治过敏性鼻炎

鼻炎虽一年四季均可发生,但过敏性鼻炎(又称变应性鼻炎)春季发病率最高。中医认为春天风气主令,风邪侵犯人体,最先犯肺,鼻为肺之外窍,鼻炎患者往往在这一季节加重。特别是春暖花开的时候,尘土、螨、霉菌等不良刺激增多,常出现鼻塞、流清涕或脓性鼻涕、打喷嚏、鼻腔发痒、头痛、头晕、发热、不闻香臭、说话声音重浊等症状,这是过敏性鼻炎的重要诱因。长期慢性鼻炎还可引起神经衰弱、记忆力减退,患者会感到头昏脑涨,极不舒服。

有些患者往往认为鼻炎是小病而忽视治疗,或长期依赖麻黄素、滴鼻净之类的药物。虽然能获得短期疗效，但从长期的临床观察来看，往往会给患者带来后遗症。有关资料显示，因鼻炎诱发的鼻癌约占27%。所以，鼻炎患者一定要及时治疗。自己不能确定是否患有过敏性鼻炎时，应到医院确诊。

防治鼻炎的主要措施如下。

1. 增强体质　坚持早睡早起，适当锻炼，风和日丽的天气宜多到户外活动，要常开窗通风换气，保持居室空气新鲜；注意加强营养，多吃蔬菜、水果，补充各种维生素，这对增强体质很重要。

2. 防寒保暖　特别是早春气候变化剧烈，一定要重视防寒保暖，注意增减衣服，不可过早脱去冬衣，以免伤风受寒、引发流感、诱发急性鼻炎等。

3. 冷水洗鼻　早晚洗脸与饭前、便后洗手时，可用冷水洗鼻，不但可增强鼻黏膜的抗病能力，还有利于清除鼻内的细菌、花粉等，从而避免与减少流感和各种鼻炎的发病。

4. 预防过敏　每年定期发作的过敏性鼻炎患者，在发作季节应加强预防。若已明确是某种花粉过敏，应尽量避免接触这种花粉。此外，刮风天气减少外出，保持居室湿润，用湿布窗(门)帘挂在门窗等，有助于减少过敏发生。

此外，还要改掉抠鼻孔和剪鼻毛等不良卫生习惯，排出鼻涕时不要过于用力擤鼻，平时少吃辛辣刺激性食物等，对避免与减轻鼻炎也有重要作用。

(十八)高血糖患者能吃糖吗

有很多患者将所有的糖类(碳水化合物)都视为增高血糖的

“罪魁祸首”，而一味地强迫自己限制粮食类食物，每天摄入极少甚至不吃，同时又因为饥饿而吃大量的高脂肪肉类、油脂或零食，结果糖尿病没控制好，反而发生各种急、慢性并发症，对病情极为不利。实际上，对血糖影响最大的因素是每日摄入所有食物产生的总能量，摄入能量超标了更容易造成血糖增高。

由于膳食脂肪会产生更高的能量，因此需要限制过多摄入，而相应地适量放宽对糖类的限制，这里主要指对复合糖类（粮食类食物）的限制，包括谷物（尤其是全麦）、大米、豆类、蔬菜和水果等。这些食物给人体带来很多益处，包含有丰富的糖类、膳食纤维、维生素和矿物质，在体内代谢需要复杂的生理过程才能变成血糖，因此并不容易造成血糖飙升。如果合理地选用它们，会很好地控制糖尿病，并且由于它们体积大，饱腹感强，可能让你不再饥饿，对控制体重也有利。因此，每天选用较多而不是较少的糖类是非常必要的，如果年轻或者活动量较大者还可适量增加。我们推荐下列食品：①谷类，包括大米、谷物、麦片、荞麦、各种全麦面食等。②豆类，包括干豆（红豆、绿豆、黄豆、青豆等）、豌豆、扁豆等。③蔬菜，包括各种叶类或瓜类蔬菜及淀粉类蔬菜（如土豆、山药、薯类、鲜玉米）等。④水果，包括各种含葡萄糖、果糖较低的水果。

需要特别注意，上述非谷类食品同样含有较多的糖类，在选用时一定要计算在主食量之内，使总糖类的量保持在固定范围，不能随意食用。当然，在日常生活中，你可能经常面临简单糖（包括纯蔗糖、葡萄糖、乳糖）的“诱惑”，这些“糖”的确容易在小肠快速吸收代谢为血糖，而需要限制过量摄入，下面的饮食窍门也许对你有所帮助。经常检查你的日常菜谱，减少必须用蔗糖的烹调方法。

在茶、咖啡等饮料中不加蔗糖,尽量不喝富含蔗糖的饮料。买一些无糖罐头或人工甜味剂制品代替糖制品。普通水是最好的解渴剂,如果一定要喝甜饮料,应选择一些低热量饮料、矿泉水等。如果确实喜欢将蜂蜜、果酱抹在面包上,应尽可能用甜味剂果酱代替,并且不用或少用黄油或奶油。烹饪时尽可能不用蔗糖,可用甜味剂来代替。市场上的普通酸奶含有较多的蔗糖,不宜过量使用。可以使用添加甜味剂的酸牛奶。

(十九)糖尿病患者护脚很重要

糖尿病足又称“糖尿病肢端坏疽”。此病早期表现以足趾麻木、感觉迟钝、发凉、疼痛为主,进一步发展为足趾红肿、溃烂,后期严重者损筋伤骨,足趾发黑、坏死,甚至不得不截趾、截肢。故中医又称之为“筋疽”,它是一种常见的糖尿病慢性致残性并发症。因此,广大糖尿病患者,一定要注意护理好自己的足部,采取必要的防护措施,避免糖尿病足的发生。一旦发病,早诊早治可大大降低致残率。

1. 糖尿病足的直接发病因素　糖尿病患者长期代谢紊乱,血液黏稠度高,导致动脉粥样硬化,血管管腔狭窄、管壁增厚。进一步发展,下肢中、小动脉硬化闭塞,血栓形成。早起肢端皮肤、神经营养障碍,加上足部受压、外伤、感染而引发糖尿病足。患者足趾初起凉、麻、疼,进一步发展,足趾因缺血、炎症而红肿、溃烂、发黑、坏死。诱发因素:①穿鞋过紧。足趾发生挤压伤或磨损。②烫伤。洗脚水太热,或暖水袋、热保暖脚放置时间太长。③足癣。平素没有积极治疗足癣而继发感染。④外伤感染。患者足趾被人踩伤,或被木刺、剪刀划伤，或不正规修脚引发的外伤。⑤鸡眼、胼胝(脚垫)。治疗的不及时或方法不得当。

2. 糖尿病足的临床分型　①湿性坏疽：多发生于较年轻的糖尿病患者。由于肢端动脉及静脉血流同时受阻及微循环障碍，加上皮肤创伤、感染而发病。病变多在足底胼胝区(足掌脚垫区)、足背或足跟处。局部皮肤暗红、肿胀、疼痛，溃破后脓液较多，边界不清，范围扩大。可伴有发热、食欲缺乏、恶心、尿少，尿糖强阳性，血糖明显高于正常，血常规示白细胞及中性粒细胞增高。②干性坏疽：多见于老年糖尿病患者。多伴有下肢动脉硬化闭塞症。早期患足皮肤苍白或紫暗、冰凉、疼痛，间歇性跛行。中期足趾或趾尖出现大小、形状不等的黑色区。疼痛加重，夜间尤甚(静息痛)，后期足及足趾整个变黑、干枯、变小。足背动脉及胫后动脉搏动消失。③混合型坏疽：患者同一足部不同部位同时出现干性坏疽和湿性坏疽。坏疽范围较大，甚至波及足的大部或全足，病情较重。

3. 糖尿病足的治疗　中西医结合、全身与局部结合治疗。①积极控制糖尿病，纠正机体代谢紊乱。②抗生素抗炎，针对感染，选用广谱、强有力的抗生素。③改善肢体血液循环障碍。早期输一些扩张疏通血管的药物。如复方丹参液、血栓通、川芎嗪等。④改善末梢神经功能。如口服B族维生素、维生素B_1、维生素B_{12}。⑤中药辨证施治。早期益气养血、温经通络；中期活血化瘀、消肿镇痛；后期清热解毒、托里排脓、扶正祛邪。

4. 糖尿病足的预防与护理　患者要保持足的清洁、温暖。做到“冬日保暖，夏日防潮”，穿鞋、袜要宽松、舒适、干爽，鞋垫和袜子要勤洗勤换，防止足部烫伤。洗脚水温度适宜，不要太热，洗脚后要用干的擦脚布将趾缝和足部擦干。积极治疗常见脚病，如足癣（脚气）、鸡眼、胼胝（脚垫）。要请专业医生治疗，避免外伤。注意足部不要被人踩伤和凉席木刺划伤，剪趾甲时不要剪得太深。

（二十）综合调理，远离痛风

痛风是人体嘌呤代谢异常所致的一组综合征，高尿酸血症是其病变发展中的一个阶段。根据发病原因，可将其分为原发性痛风和继发性痛风两种类型。原发性痛风有明显的家族遗传倾向，好发于中老年人，发病高峰为 30 ~ 50 岁，约 95% 为男性，5% 女性常为绝经期后发病。继发性痛风除因先天性肾小管功能异常和慢性肾衰竭所致继发性痛风起病缓慢外，多起病较急。

对于痛风患者，制定膳食治疗卡可以限制嘌呤类食物的摄取，减少外源性的核蛋白，降低血清尿酸水平，对于防止或减轻痛风急性发作、减轻尿酸盐在体内的沉积、预防尿酸结石形成具有重要意义。特别是对住院患者进行入院评估时，发现患者虽然病史较长，但对饮食治疗的知识却知之甚少，迫切需要了解含嘌呤食物的种类及饮食指导的患者。

为此，我们制定了膳食治疗卡，将患者经常食用的食物种类列入卡内，供患者参考。具体内容根据食物含嘌呤的多少将食物分 3 类：第 1 类为含嘌呤高的食物，每 100 克食物含嘌呤 100 ~ 1 000 毫克。如肝、肾、心、脑、胰等动物内脏；肉馅、肉汤；鲤鱼、鲭鱼、鱼卵、小虾、蚝、沙丁鱼等；鹅、鹧鸪；此外还有酵母。以上食物在急性期与缓解期禁用。第 2 类为含嘌呤中等量的食物，每 100 克食物含嘌呤 90 ~ 100 毫克。如牛、猪及绵羊肉；菠菜、豌豆、蘑菇、干豆类、扁豆、芦笋、花生等。第3类为含微量嘌呤的食品，如牛奶、鸡蛋、精白面、米、糖、咖啡、可可及除第2类所列菜类以外的蔬菜及水果类。患者入院后，每人1份膳食治疗卡，取得患者的好评。

急性期与缓解期膳食的选择如下。急性期：应严格限制含嘌呤高的食物，以免外源性嘌呤的过多摄入。可选用第3类食物，以牛奶、鸡蛋为膳食中主要的优质蛋白质来源，以精白面、米为热量的主要来源。选含嘌呤低的蔬菜和水果，限制脂肪量。缓解期：给予正常平衡膳食，以维持理想体重和正常血尿酸水平。由于蛋白质摄入能加速痛风患者尿酸的合成，每日每千克体重摄入不宜超过1克。避免第1类食品，有限量地选用第3类食品，每周2天选用第3类食品，5天选用第2类含中量嘌呤的食物。应继续维持理想体重，避免体重增加，脂肪的限量要长期坚持。曾有2例患者入院前，每次饮酒或进高嘌呤饮食，尤其是进食虾类后，关节疼痛、肿胀明显，在家服用药物效果不好，入院后，仍给予入院前的药物治疗，按急性期的膳食要求进食，禁酒，5～7天后，关节疼痛很快缓解。

痛风的预防措施如下。

1. 鼓励选食碱性食品　增加碱性食品摄取，可以降低血清尿酸的浓度，甚至使尿液呈碱性，从而增加尿酸在尿中的可溶性，促进尿酸的排出。应鼓励患者选食蔬菜和水果等碱性食物，它们既能促进尿酸排出，又能供给丰富的维生素和无机盐，以利于痛风的恢复。如蔬菜、马铃薯、甘薯、奶类、柑橘等。

2. 鼓励患者多饮水　由于尿pH值6.0以下时，需服碱性药物，以碱化尿液，利于尿酸的离子化、溶解和排泄。因此，要多饮水稀释尿液，每日液体摄入总量需达2 500～3 000毫升，使排尿量每日达2 000毫升以上，防止结石的形成。为防止尿液浓缩，让患者在睡前或半夜饮水。准确记录患者的饮水量和尿量。

3. 限制饮酒，适量饮用饮料　饮酒易使体内乳酸堆积，乳酸对尿酸的排泄有竞争性抑制作用。故虽一次大量饮酒，亦可使血清尿酸含量明显升高，诱使痛风发作。慢性少量饮酒，会刺激嘌呤合成增加，升高血清和尿液尿酸水平。啤酒中也含有酒精的成分，故应避免饮用。茶叶碱或咖啡碱在体内代谢成甲基尿酸盐，不是尿酸盐，不沉积在痛风石里，不能生成痛风结石，所以对咖啡、可可、茶不严格限制，可适量选用。酸奶因含乳酸较多，对痛风患者不利，故不宜饮用。应尽量少食蔗糖或甜菜糖，因为它们分解代谢后一半成为果糖，而果糖能增加尿酸生成，蜂蜜含果糖亦较高，不宜食用。

4. 注意食品烹调方法　合理的烹调方法，可以减少食品中含有的嘌呤量，如将肉食先煮，弃汤后再行烹调。此外，辣椒、咖喱、胡椒、芥末、生姜等食品调料，均能兴奋自主神经，诱使痛风急性发作，应尽量避免应用。

5. 运动疗法　适当运动可预防痛风发作，减少内脏脂肪，减轻胰岛素抵抗。运动量一般以中等运动量为宜。50岁左右的患者运动后心率能达到每分钟110～120次，少量出汗为宜。每日早晚各30分钟，每周3～5次。运动种类以散步、打网球、健身运动等耗氧量大的有氧运动为好。剧烈运动使有氧运动转为无氧运动，组织耗氧量增加，无氧酵解乳酸产生增加以致pH值下降等，可诱使急性痛风发作，故应尽量避免。

紧张、过度疲劳、焦虑、强烈的精神创伤时易诱发痛风。告知患者要劳逸结合,保证睡眠,生活要有规律,以减轻各种心理压力。

(二十一)正确认识甲状腺结节

甲状腺结节是指长在甲状腺内的肿块,平时可随吞咽动作随甲状腺而上下移动,是临床常见的病症,可由多种病因引起。临床上有多种甲状腺疾病,如甲状腺退行性变、炎症、自身免疫以及新生物等都可以表现为结节。甲状腺结节可以单发,也可以多发,多发结节比单发结节的发病率高,但单发结节甲状腺癌的发生率较高。甲状腺结节是指位于甲状腺内的肿块。有的人一听到“结节”就认为要“斩立决”,其实没有必要。那么,长了甲状腺结节后到底该怎么办呢?

甲状腺结节按性质可分为良性及恶性两大类,绝大多数为良性,恶性者不足1%。依据病理可分为结节性甲状腺肿、甲状腺腺瘤、甲状腺炎、甲状腺癌等。早期认识甲状腺结节的性质,区分其为良性或是恶性病变,对治疗方案的选择、预后等具有重要意义。不同类型甲状腺结节的临床表现和治疗原则各不相同。

现就常见甲状腺结节介绍如下。

1. 甲状腺结节分类

(1)结节性甲状腺肿:结节性甲状腺肿是良性疾病,多见于中年女性。病情进展缓慢,多数患者无症状。较大的结节性甲状腺肿可引起压迫症状,结节内急性出血可致肿块突然增大及疼痛,出现呼吸困难、吞咽困难和声音嘶哑等。甲状腺彩超可明确结节位置、大小、界限、数目、囊性或实性。

(2)甲状腺腺瘤:甲状腺腺瘤是最常见的甲状腺良性肿瘤。腺瘤生长缓慢,多为单发。肿块圆形或椭圆形、质韧、界限清、光滑、无压痛,随吞咽上下移动。多数患者无症状。

(3)慢性淋巴细胞性甲状腺炎:慢性淋巴细胞性甲状腺炎又称桥本甲状腺炎,是一种以自身甲状腺组织为抗原的慢性炎症性自身免疫病,为临床最常见的甲状腺炎。多见于30~50岁女性,起病隐匿、发展缓慢、病程较长。主要表现为甲状腺弥漫性或局限性肿大,质地坚韧且有弹性感,边界清楚,无触痛,颈部淋巴结不肿大,部分患者可伴有四肢黏液性水肿。

(4)甲状腺癌:甲状腺癌主要分为乳头状腺癌、滤泡状癌、髓样癌、未分化癌4种类型。其发病年龄、生长速度、转移途径、预后都明显不同。遗传因素、摄碘过量或缺碘、电离辐射均可使甲状腺的结构和功能发生改变。甲状腺癌肿块质硬、界限不清、活动差,会伴有颈部淋巴结肿大的症状。彩超显示肿块界限不清、回声不均、血流丰富、其内可见点状钙化。肿块针吸细胞学检查可提供更有价值的信息。

中医学对于本病早有认识,将其称为“瘿瘤”,多因情志内伤所致,患者由于长期郁忿恼怒或忧思郁虑,使气机郁滞,肝气失于条达,则津液易于凝聚成痰,气滞痰凝,壅结颈前,形成瘿瘤。痰气凝滞日久,使血液的运行亦受到障碍而产生血行瘀滞,可致瘿肿乃至结节。正如《济生方·瘿瘤论治》说:“夫瘿瘤者,多由喜怒不节,忧思过度,而成斯疾焉。大抵人之气血,循环一身,常欲无滞留之患,调摄失宜,气滞血滞,为瘿为瘤。”亦有部分人因饮食失调所致,饮食失调,一则影响脾胃功能,使脾失健运,不能运化水湿,聚而生痰;二则影响气血的正常运行,痰气郁结颈前而发为瘿瘤。本病的主要病机是肝郁气滞,脾失健运,痰湿内生,气血瘀滞,痰湿凝结颈前,日久引起血脉瘀阻,以气、痰、瘀三者合而为患。瘿瘤之症,虽有气滞、痰凝、血瘀之别,但其发病之内在因素,即是人体正气虚弱。疾病的发生与人体正气有着密切关系,由于正气不足,以至病邪乘虚而入,结聚于经络、脏腑,导致气滞、痰凝、血瘀等病理变化,酿成瘿瘤之病。

2. 甲状腺结节的治疗　中医通常采用外治法治疗甲状腺结节。

(1)体针:以左手拇、示指固定肿物,在结节周边将针刺入皮下,然后针尖向内斜,一直刺到结节的基底部。根据结节大小,共刺6~8针。另在结节皮肤正中,将一枚针直刺到结节的基底部。注意勿刺伤喉返神经。也可辨证远端取穴,多以肝胆经为主,如肩井穴、期门穴、肝俞穴、胆俞穴、太冲穴,以泻法为主,每次留针30分钟。

(2)扬刺法:取足阳明经之人迎、气舍、水突以及结节顶部中心及四周。于人迎、气舍、水突及瘿瘤顶部中心,垂直刺入毫针各一支,再于瘿瘤四周取45度向心刺入毫针一支,深度以达瘿瘤中心为度,不可刺穿对侧囊壁。留针15~20分钟,每3日针1次,10次为1个疗程。

(3)耳穴:取神门、肝、脾、颈、甲状腺、内分泌、胃等穴。用探棒在穴区内找到敏感点后,用胶布将王不留行籽贴于敏感点上。嘱患者每日自行揉按3~4次,每隔3~4天换1次,两耳轮流换贴,10次为1个疗程。

（二十二）困扰男性的前列腺增生

提起前列腺增生，很多男性都深有感触，人一旦到了中老年，生殖器官就会开始衰竭，前列腺也会随之出现增生的现象。

1. 前列腺增生的症状　前列腺增生，也叫前列腺肥大，症状主要表现为两类，一类是膀胱刺激征，另一类是增生的前列腺阻塞尿路所产生的梗阻性症状。我们常说的尿频、尿急、尿不尽就属于膀胱刺激征，其中尿频是前列腺增生的早期信号，尤其是夜尿次数增多更具有临床诊断意义。而梗阻性症状主要有以下几个表现。①排尿次数明显增加：无论白天或晚上，排尿次数比平常明显增多，远远超过了白天的3～4次、晚上1～2次的正常状况，排尿时刻间距极短，时有尿意。②排尿困难，总有不畅感：每当感觉有尿意时，却总要站在厕所里等一小会儿，小便才“姗姗”而来，且尿流变细，排出无力，射程也不远，有时甚至会从尿道口呈线样滴沥而下。③尿失禁：夜间睡觉时尿液不受本人意识控制而流出，严重者白天也会出现这种情况。诊断本病时要抓住3个主要特征：前列腺体积增大；膀胱出口阻塞；有排尿困难、尿频、尿急等下尿路症状。

2. 造成前列腺增生的原因　原因是多种多样的。首先是前列腺炎未彻底治愈，或尿道炎、膀胱炎、精阜炎等，使前列腺组织充血而增生肥大；过度的性生活和手淫，使性器官充血，前列腺组织因持久淤血也会使前列腺增生肥大；另外经常酗酒或长期饮酒、偏食辛辣等刺激性食物也会刺激前列腺；缺乏体育锻炼，动脉容易硬化，前列腺局部的血液循环不良，也会导致本病；情绪不佳，容易导致肝郁气滞，气血不通，从而造成体内淤血，并引起前列腺的循环受阻，诱发前列腺增生；憋尿时间过长，饮水量减少会使尿液浓缩、排尿次数减少，导致尿液内毒素沉积，尿液内的有害物质就会损害前列腺；膳食结构不合理、饮食习惯不健康也是诱发本病的一个重要因素；老年男性前列腺增生大多因为机体功能减退，激素调节失衡，属于中医的“肾虚”范畴。前列腺增生本身并无太大风险，但随着前列腺的进一步增生，尿液受阻现象就会越来越严重，尿流变细，使尿潴留在膀胱内不能排出。久之，膀胱的代偿能力就会逐渐减退甚至丧失。此时若有饮酒、劳累，再加上气候变化就会引起前列腺进一步充血、水肿而加重阻塞症状，继而引起输尿管积水、肾功能丧失，严重者可出现昏迷等尿毒症症状，危及生命。

3. 前列腺增生的预防

(1)保持清洁：男性的阴囊伸缩性大，分泌汗液较多，加之阴部通风差，容易藏污纳垢，局部细菌常会乘虚而入。因此，坚持清洗会阴部是预防前列腺炎的一个重要环节。

(2)防止受寒：秋冬季节天气寒冷，因此应该注意防寒保暖。预防感冒和上呼吸道感染的发生；不要久坐在冰冷的物体上，因为寒冷可以使交感神经兴奋增强，导致尿道内压增加而引起逆流。

(3)按摩保健：取仰卧位，左脚伸直，左手放在神阙穴(肚脐)上，用示指、中指、环指三指旋转，同时再用右手三指放在会阴穴部旋转按摩，一共100次。完毕换手做同样动作。肚脐的周围有气海、关元、中极各穴，中医认为是丹田之所，这种按摩有利于膀胱恢复。小便后稍加按摩可以促使膀胱排空，减少残余尿量。会阴穴为生死穴，可以通任督二脉，按摩使得会阴处血液循环加快，起到消炎、镇痛和消肿的作用。

(4)饮食疗法:①科学喝红茶,红茶中含有大量的咖啡碱,有利于提高肾的过滤效果,减少有害物质在肾中的积存,另外红茶里面含有的茶多酚可以抑制、杀灭细菌与病毒,但是千万不能喝浓茶,不然就会加重病情。②多吃南瓜子,南瓜子中丰富的维生素 E 能够有效地起到抗老化以及预防前列腺增生的作用。③多吃黄豆,大豆中丰富的异黄酮可对预防和辅助治疗前列腺增生有一定的作用,每天适量喝红酒也可以有效预防前列腺相关疾病。④适当吃韭菜,韭菜中含多种维生素、矿物质,生物活性成分含硫化合物,具有降血脂的功效,而胆固醇的水平与类固醇激素合成和前列腺增生直接相关。

(二十三)科学应对"老慢支"

随着时代的发展,老年人口越来越多,工业污染所导致的环境问题也来越重,各种慢性呼吸系统疾病患者也逐渐增多,"老慢支"可谓其中的代表。"老慢支"主要是指慢性支气管炎,它不同于急性支气管炎:急性支气管炎是病毒或细菌等病原体感染所致的支气管黏膜炎症,起病较急,病程短,多在 1 ~ 3 周好转,个别迁延不愈,演变成慢性支气管炎。慢性支气管炎是累及一种气管、支气管黏膜及其周围组织的慢性非特异性炎症,其发病原因多与吸烟、长期接触工业粉尘、空气污染(PM2.5、一氧化碳)、免疫功能下降等因素相关,一旦得上"老慢支",大多数人将经历连续 2 年以上,每年持续 3 个月以上的咳嗽、咳痰或气喘。症状常年存在,不分季节。早期症状轻微,多在冬季发作,春暖后缓解,晚期炎症加重。那么,慢性支气管炎是如何形成的呢?

众所周知，人体的呼吸系统主要由肺及其附属的气管、支气管组成，气管和支气管不停地分泌黏液润滑气管，如果把肺比作吸纳空气、排出二氧化碳的中转站，那么气管、支气管就是通转运道，但是我们在吸进空气的同时不可避免地会吸进一些粉尘、花粉、PM2.5、细菌等，如果这些物质长期刺激支气管黏膜，就会导致黏膜分泌的黏液增多，阻塞小支气管，引起炎症。炎症如果得不到控制，又会进一步刺激黏膜，加重症状，形成一个恶性循环，长期的炎症刺激就会形成“老慢支”。本病发作的时候主要有以下症状：①咳嗽，晨起咳嗽是“老慢支”的一大特点，有时睡眠时也会有阵咳或排痰。冬春季节咳嗽加重，夏秋较轻，因为冬春季节较为寒冷，冷空气也可刺激呼吸道，同时由于支气管黏膜充血、水肿，分泌物积聚于支气管腔内，咳嗽症状反复出现，逐渐加重，终年不愈。②咳痰，痰液颜色一般为白色黏液和浆液泡沫性痰。清晨起床后咳痰量增多，常因痰液黏稠无法咳出，偶见痰中带血。③喘息或气急，慢性支气管炎患者常出现气喘的情况，呼吸时咽喉部位有喘鸣声，肺部听诊时有哮鸣音。如果伴有肺气肿，劳动或活动后可能出现气急的症状。

慢性支气管炎在中医学里被归类为“咳嗽病”或“喘证”，多因寒邪、痰湿、肺脾气虚等原因导致肺气宣降功能失常，肺气上逆，频发咳嗽、咳痰等症状。本病的病位在肺，与脾、肾等脏腑密切相关。那么如何科学应对“老慢支”呢？

1.保持良好的生活习惯　要少吃寒凉生冷食物，注意保暖，寒凉或者生冷的食物会刺激支气管黏膜，中医学认为寒性收引，久寒必生湿邪，酿湿为痰，耗伤阳气，损伤肺络；相应的，“老慢支”患者可以多吃辛温之品，比如生姜、荆芥、芫荽、胡萝卜、胡椒、辣椒等蔬菜，龙眼、大枣、橘子、柚子、荔枝等瓜果，牛肉、羊肉、鹿肉等肉类，日常还可饮用乌梅汤止咳化痰（取乌梅 12 克、陈皮 6 克、砂仁 3 克、冰片 1 克，加水 200 毫升反复冲泡当茶饮用）。冬春季节或者雾霾天气、沙尘天气外出时戴好口罩，做好呼吸道的防护。

2. 谨慎用药　在我国取得感冒药或者抗生素较为简单，日常生活中我们出现咳嗽、流鼻涕、发热等感冒症状时，大多选择自行购买感冒药或者抗生素服用进行治疗，殊不知感冒是自限性疾病，有自愈周期，大多数人即使不治疗，1 周以内也会痊愈。而滥用退热药、抗生素会导致免疫力降低等问题，使我们的身体对很多细菌、病毒的清除能力下降，无法维持呼吸道的洁净，从而诱发慢性支气管炎等疾病。

3. 加强运动，培补阳气　适当运动对身体是百利而无一害的，中医学讲究动则生阳、静则生阴，阳气充足则精神旺盛、身体健康，反之则精神衰惫、形体虚弱。“老慢支”是典型的虚寒性质疾病，因此阳气越充足越有利于疾病的控制。由于慢性支气管炎的患者多为老年人，可以选择慢跑、打太极拳、练八段锦、打乒乓球等对体力要求不高的运动项目。

4. 保健养生　①针刺：可选择足三里、丰隆、列缺等穴位，采用毫针施以平补手法，补益肺气，增强肺功能。②艾灸：可选用艾条灸或者艾炷灸，穴位可选择中脘穴或神阙穴，每日一次，每次 30 分钟。③点穴：可选用膻中穴或足三里穴，采用点揉法或一指禅推法，每日 1 次，每次 15 分钟，循序渐进，力度由轻到重，再由重到轻。④穴位贴敷：将白芥子、延胡索、甘遂、细辛按 2∶2∶1∶1 的比例研磨成粉，然后用姜汁调和，搓成药丸，贴敷于膻中、肺俞、风门、至阳等穴位处，用胶布固定即可。

（二十四）矢气频繁要警惕

“矢气”之名出《黄帝内经》，俗称放屁、出虚恭，是胃肠道正常排气的表现，是一种不可避免的生理现象，然而太过于频繁地排矢气，其实也是身体发出的一种警告，需要引起我们的警惕。

现代医学认为导致矢气多的原因主要有以下几个：①细菌失衡，细菌广泛地存在于人体肠道中，参与人体的消化过程，部分细菌会对人们所吃的食物进行发酵。这一过程发生在结肠里，但有些结肠细菌由于过度生长而进入小肠。因此，食物被消化前，就与细菌发生了接触，生成了气体。有些人患肠胃炎后，肠道内的菌群组成发生变化，肠道内细菌失衡，就会导致排气增多。②吃饭太仓促，如果吃饭的速度太快或边聊天边吃饭，就有可能吞咽下大量的空气。空气是由各种气体构成的，当你吞下大量的气体之后，也会生成更多的气体。当达到一定程度时，这些气体随着肠道蠕动自然也会被排出体内。③吃了过多容易产生气体的食物，经常排矢气可能是因为吃了一些会产生气体的食物，比如地瓜、洋葱、豆类的食物，一旦吃多了这些食物，体内就很容易产生气体，而人体为了能够消化这些气体，但又没有其他途径，就通过排矢气的方式将其排出。④激素分泌改变，更年期女性或激素分泌失衡患者，其肠胃运动不如年轻时那么活跃，也会出现排气增多的现象。⑤便秘，当粪便在肠道中无法移动时，人们会感到自己排气更多，这是因为粪便主要是由细菌构成的，细菌在人体系统内堆积的数量越多，发酵后排放出来的气体就越多，矢气自然也就越多。

中医学认为在消化过程中，胃主受纳腐熟，脾主运化，小肠主分清泌浊，大肠主传导糟粕，胃肠道的气体属于浊气，会与粪便等糟粕一同被排出体外，因此矢气多与脾胃功能减弱、肠道传导失职大有关系。如何避免过度排气呢？

1. 改变饮食习惯　少吃油炸、烧烤类等不易消化的食物，少吃肉或者用鱼虾代替；不吃变质食品、过期食品或有严重异味食品（如鲱鱼罐头、臭豆腐）；少吃生冷食物，避免喝冷饮、冰镇啤酒等，少吃寒性、凉性和反季节的果蔬，多吃温性、中性的果蔬；避免食用刺激性食物，少吃辣椒、胡椒等辛辣食物，少喝碳酸饮料；吃饭时要细嚼慢咽，防止吞气太多，吃饭要定时定量，避免过饱或者过饥。

2. 加强体育运动　跑步、打球、游泳等运动能促进胃肠蠕动，将肠道蓄积的气体及时排出，可以防止大量气体蓄积而突然"暴动"。

3. 饮食疗法　可以多吃南瓜子、木瓜、山楂等具有健脾和胃、调畅气机的瓜果，也可将白术、茯苓、鸡内金、炒麦芽按质量等比例研磨成粉，与面粉混合一起制成具有药用功效的面饼，坚持服食，也可起到调和肠胃的功效。

4. 坚持摩腹　腹部是胃经必经之路，胃肠道的消化及排气等活动都在腹部完成。摩腹可以增强对胃中经气的刺激，促进脾胃升清降浊的功能。每天临睡前将右手五指并拢，用右手的掌根部以肚脐（神阙穴）为圆心，按顺时针方向环旋按摩，力度要柔和，速度要缓慢，做圆周运动，每天摩腹一次，每次200圈，可有效解决矢气多的问题。

(二十五)饭后瞌睡是食困

很多人吃完饭后就感觉睡意上涌,眼皮犯困,躺下很容易就睡着了,甚至有的人饱食之后不能自控,在室内、车船上都能立即入睡,这种现象称为食困。其实饱餐之后立即睡觉不利于食物的消化,影响淀粉和脂质的代谢,长期如此容易导致肥胖、睡眠障碍等健康问题。

正常情况下,人进食以后,身体需要立即消化这些食物转化成能量以供应身体所需,而消化食物离不开血液运送各种消化酶至胃肠道来实现,这就导致胃肠道聚集了大量的血液和氧气(氧气通过血液进行输送),而脑部相对缺血缺氧,脑部的睡眠中枢就会对身体发出“睡觉指令”以减少机体的活动,减少对能量和氧气的消耗。所以饭后瞌睡是一种正常的生理现象,小憩一会儿也是可以的,但是饭后久睡就不可取了。白天久睡,夜间就容易失眠,导致睡眠紊乱,同时还会打断正常的工作、学习节律,因此要避免饭后久睡。

中医学认为“食困”皆因脾胃虚弱,概因五脏之中,脾主运化,人的清阳之气通过脾脏的升发到达脑部,可以使人保持头脑清明、神志清晰。进食之后,脾脏之中的清阳之气不能升发到头部,以致脑部失于荣养,进而产生神疲、困倦、目瞑的症状。所以,要想防治食困就要健脾胃、升清阳、强精神。具体方法可以参考以下几点。

1. 饮食不可过饱　人吃得越多,作为消化器官的脾胃负担也就越大,不利于脾胃的升清降浊,吃饭最好吃七分饱,如果确实日常消耗过大需要多吃饭,可以选择少食多餐。同时在保证营养的前提下，饮食构成中，主食和肉类不要多吃，可以增加蔬菜和水果的摄入量；餐前饮用约200毫升的温水也可以适当降低饭后困倦程度。

2. 饭后适当散步　动则生阳，运动有利于缓解疲惫状态，可以通过散步促使脾胃的阳气逐渐振奋，缓解疲乏或者瞌睡的状态，然而饭后并不推荐剧烈运动，因为剧烈运动会促使胃气上逆，造成呕吐、呃逆等不适。

3. 艾灸　饭后可选用陈年艾条1根，用手夹持，对准左侧阴陵泉穴（位于小腿内侧，胫骨内侧下缘与胫骨内侧缘之间的凹陷中），距离皮肤3～5厘米进行艾灸，艾灸15分钟即可，不需要太长时间。

4. 芳香醒神香囊　可以随身佩戴一个芳香醒神的香囊，将艾叶30克、藿香20克、丁香10克、砂仁6克、冰片3克混合均匀放入香囊之中，可以佩戴在身上经常熏香，也可以在饭后置于鼻孔下轻嗅，达到醒神开窍的目的。

5. 重视基础疾病的治疗　临床上有很多疾病也会使人饭后瞌睡，如贫血、糖尿病、呼吸睡眠暂停综合征，如果在饭后瞌睡的基础上还伴有头晕乏力、血压下降、意识丧失等其他相关临床症状，要尽早去医院检查治疗。

（二十六）癫痫的防治

癫痫，俗称“羊角风”或“羊癫风”，现代医学认为本病是因大脑神经元突发性异常放电，导致短暂的大脑功能障碍的一种慢性疾病。据统计，我国约有1 000万的癫痫患者，其中500万～

600 万是活动性癫痫患者，同时每年新增加癫痫患者约 40 万，癫痫已成为神经内科常见疾病。从新生儿到老年人，各年龄段皆可发病。

癫痫发作的症状较为多样，典型发作患者可表现为意识丧失、四肢抽搐、小便失禁、口吐白沫、口中发出猪牛羊的叫声（这也是“羊癫疯”的由来），很容易辨别；而其不典型发作者可仅表现为无意识舔舐嘴唇、不住点头、肌肉阵挛、无目的走动、自言自语等，只有通过脑电图、肌电图等检查才能确诊，隐匿性较强。癫痫虽是一种慢性病，但其危害不容小视，癫痫患者经常会在不确定的时间、地点、环境下且不能自我控制地突然发作，容易出现舌咬伤、摔伤、烫伤、溺水、交通事故等，严重者可危及生命，给家庭带来极大伤痛。癫痫患者在日常的婚姻、学习、求职、社交等生活中还会常常受到歧视，影响其正常生活。部分癫痫患者还会造成严重的精神损害，其认知能力、记忆力、智力都会减退，甚至会丧失生活能力，从而成为精神残疾人。

癫痫的治疗目前主要依赖于药物控制，经过系统性的长期服药治疗，部分患者可逐渐减药甚至停药，定期复查即可。也有部分患者因病情严重需要手术治疗或接受重复经颅磁刺激（rTMS）或者迷走神经刺激（VNS）治疗等特殊手段治疗。

中医学对本病的认识由来已久，古称“痫证”，认为本病多因七情失调、大惊大恐或饮食失调、六淫（风、寒、暑、湿、燥、火）所伤等引起，还与先天因素关系较密切。病情有轻重不同，轻者发作持续时间短，发作间歇长，发作程度轻，仅见目直神呆，但无抽搐、昏仆等。重者发作持续时间长，间歇时间短，发作程度重，症见猝然昏仆、抽搐涎涌等。中医学认为心主神志，所以总体而言，痫证的病位在心，同时又与肝、脾、肾等脏腑密切相关，在日常生活中，防治癫痫要做到以下几点。

1. 保持情绪的稳定　根据中医五行理论，大怒伤肝、大悲伤肺、大喜伤心、大恐伤肾、忧思伤脾，极端化的情绪不利于身体的健康，所以维持身体健康一定要维持情绪的稳定。癫痫患者在情绪极端的时候很容易引起脏腑的气机失衡，从而发病，因此维持一个平和舒缓的心态至关重要，阅读、听音乐、慢跑、练书法都是陶冶情操、修身养性的好办法。

2. 饮食调养　癫痫患者适宜多吃养心安神、疏肝健脾的食物，食疗可以参考这些食品。平素容易长吁短叹、心烦抑郁、失眠的癫痫患者，大多是肝气郁结，可以将菊花、薄荷、陈皮、乌梅冲成茶饮，煎茶当水喝；平素容易忧心忡忡、懒惰少言、身体乏力怕冷的癫痫患者，多因心神失养，可以将百合、龙眼、莲子、酸枣仁、大枣与小麦一起煮粥食用；平素身体肥胖、痰多、大便溏泻的癫痫患者，多因脾胃气虚、中气不足，可以经常食用茯苓糕、陈皮茶，也可以选择用艾条艾灸中脘穴（每日 1 次，1 次 30 分钟），达到健脾和胃的目的。

3. 针灸推拿　癫痫急性发作时，若伴有肌肉痉挛、四肢抽搐，可采用毫针针刺太阳、神庭、风池、内关、足三里等穴位，用重手法采用毫针泻法，迅速平复肝气、舒筋解痉；若伴有意识丧失、神志不清等症状，也可用力点按内关、人中、迎香穴等处，通过强力刺激穴位、传导经气使患者尽快复苏，然后点揉百会、四神聪等穴位镇静安神；若是高热导致患者热性惊厥而致癫痫发作，还可用三棱针或小尖刀迅速于曲池、尺泽、少商等穴位刺络放血，清热解毒。

二、外科疾病

（一）不做有“痔”之人

什么是痔疮？人体直肠末端黏膜下和肛管皮肤下静脉丛发生扩张和屈曲所形成的柔软静脉团，称为痔疮，又名痔、痔核等。有关普查资料表明，肛门直肠疾病的发病率为59.1%，痔占其中的87.25%，而其中又以内痔最为常见，占52.19%。男女均可得病，女性的发病率为67%，男性的发病率为53.9%；任何年龄都可发病，并可随着年龄的增加而逐渐加重，故有“十人九痔”之说。

痔疮是人类的“专利”！

因为只有人是直立行走的高级脊椎类动物，地球对人类肛门血管垂直的引力，加上人在劳动中不断产生的疲劳、疾病及饮食方面的诸多因素的影响，使人的肛门部静脉血管的回流阻力增加，久而久之发生了肌肉张力松弛、血管弹力下降，静脉团块淤积，故而发生痔疮。

1.痔疮的主要症状

（1）大便时出血：患者常诉“便池中滴入鲜血或便纸上发现鲜血，出血常为间歇性”，与便秘、粪便干硬、大便次数增多、饮酒及进食刺激性食物等有关，简称便血。

(2)痔块脱出:大便时痔块脱出肛门外,早期痔块能自行回复,后期痔块有被嵌顿的可能。

(3)疼痛:患者常为局部剧痛,排便、坐、走、咳嗽等均能加重。

(4)瘙痒:由肠黏液流出肛门外而刺激皮肤引起,严重者会引起生殖系统周围同步感染。

2. 痔疮的发病原因

(1)解剖学原因:人在站立或坐位时,肛门直肠位于下部,由于重力和脏器的压迫,静脉向上回流颇受障碍。直肠静脉及其分支缺乏静脉瓣,血液不易回流,容易淤积。其血管排列特殊,在不同高度穿过肌层,容易受粪块压迫,影响血液回流。静脉又经过黏膜下层的疏松组织,周围缺乏支架固定,容易扩张屈曲。

(2)遗传关系:静脉壁先天性薄弱,抵抗力降低,不能耐受血管内压力,因而逐渐扩张。

(3)职业关系:人久站或久坐,长期负重远行,影响静脉回流,使盆腔内血流缓慢和腹内脏器充血,引起痔静脉过度充盈,静脉壁张力下降,血管容易淤血扩张。又因运动不足,肠蠕动减少,粪便下行迟缓或习惯性便秘,可以压迫和刺激静脉,使局部充血和血液回流障碍,引起痔静脉内压力升高,静脉壁抵抗力降低。

(4)局部刺激和饮食不节:肛门部受冷、受热、便秘、腹泻、过量饮酒和多吃辛辣食物,都可刺激肛门和直肠,使痔静脉丛充血,影响静脉血液回流,以致静脉壁抵抗力下降。

(5)肛门静脉压力增高:肝硬变、肝充血和心脏功能代偿不全等,均可使肛门静脉充血,压力增高,影响直肠静脉血液回流。

(6)腹内压力增加:因腹内肿瘤、子宫肿瘤、卵巢肿瘤、前列腺肥大、妊娠、饮食过饱或蹲厕过久等，都可使腹内压增加，妨碍静脉的血液回流。

（7）肛门部感染：痔静脉丛先因急、慢性感染发炎，静脉壁弹性组织逐渐纤维化而变弱，抵抗力不足，而致扩大曲张，加上其他原因，使静脉曲张逐渐加重，生成痔块。还有一些生活习惯问题，比如饮食过饱、常吃精细食品或憋便、蹲厕过久等，都是形成痔疮的原因。

3. 痔疮的保健饮食治疗

（1）荤素搭配，粗细得当：在饮食方面，要注意荤素均不可过度，粗、细粮调济合适，这样才能使大便不至于稀溏、干燥，从而减少痔疮的发生或减轻症状。

（2）忌辛辣刺激食物：忌过食生葱、姜、蒜，以及胡椒，特别是辣椒等食物。

（3）接受痔疮手术的患者，手术前应解除思想顾虑。一般手术当日进少渣饮食，次日改普通饮食，有的患者不敢多吃，怕大便引起疼痛、伤口感染等。为了保持大便通畅，可让患者多吃水果和蔬菜，如香蕉、橘子、芹菜、菠菜等易消化少脂肪的食物。忌烟酒及辛辣的葱、姜、蒜类。

（4）孕妇患痔疮，要避免久坐或久立，防止便秘，并应及时矫正胎位。多吃蔬菜、水果和植物油，适当吃些芝麻、蜂蜜，保持大便通畅。

4. 痔疮的预防　良好的生活习惯可以帮你远离痔疮。

（1）定时排便，忌忍忌努：养成定时排便的好习惯，不强忍排便意识，不努便，减轻肛门直肠部的充血症状。

(2)尽量不久坐、久站,别让血流滞于肛门。

(3)提肛运动当提倡:无论劳作负重,久行下蹲,还是久坐,最终都能引起直肠部位静脉淤积、曲张,因此,加强局部的运动对减少局部静脉淤积及静脉曲张都有很大的益处。

(4)劳逸结合:工作和生活中,要劳逸结合,过度劳累、负重或下蹲、久行、久坐等都可使肛门直肠部静脉淤积或活动过少,静脉曲张。可以平时多进行提肛运动,每天坚持用膝盖踢毽子,每次30分钟,让直肠周围的血液能够充分回流,不会淤滞。

知识链接:

痔疮中药外洗方

1. 白芷、川芎、青黛、红花各20克,煎水坐浴外洗。

2. 芒硝30克、硼砂10克、明矾6克,加水2 000毫升,先熏后洗。

(二)轻松甩掉“电脑脖”

众所周知,“鼠标手”是因为操作电脑时间过长造成的。但是,对于电脑给人们带来的另外一种伤害——“电脑脖”恐怕被大家所忽视了。

1. 颈部“罢工”的原因　颈部是人身上的“交通要道”,更是血管、神经上通下达的“枢纽”。但是,如果不注意保护,颈部就可能“罢工”。细数起来,颈部“罢工”起码有三大原因。

(1)超负荷工作:长期超负荷工作,颈部有时好几个小时都保持同一个姿势,时间一长,由于得不到足够的休息,颈椎容易发生错位,椎间盘突出,挤压血管和神经,颈椎病就出现了。

(2)治疗不及时:得了颈椎病,不马上治疗,颈部酸麻、胀痛、僵硬,以为不会有什么大问题,挺一挺、忍一忍就过去了。可是,时间一长,椎间盘严重挤压血管和神经,结果导致突发脑卒中、心肌梗死、瘫痪等,后果非常严重。

(3)治疗不得法:患上颈椎病后,别以为吃药就可缓解疼痛,其实是治标不治本,不久又会复发。有些患者青睐上医院或按摩院做按摩进行康复,但对于广大上班族来说挤出时间并不是一件容易的事,且这种方法不易坚持,颈部也经不起折腾。

2. 颈椎病的预防　那么,预防颈椎病(又称颈椎综合征),减少病痛,已成为人家的迫切需求。这就要求在日常生活工作中对本病的预防要保持一种良好的动作、姿态,其简便的方法有如下几点。

(1)平时坐姿应端正,定时远望,视觉疲劳缓解后再投入工作:站立时肩部应自然下垂,走路时减少上肢的负重,应抬头挺胸,这样姿势也潇洒,并提高自身形象与气质,女性患者拒绝做编织、刺绣等工作。

(2)避免长时间使颈部保持一种姿势的活动:无论是工作还是娱乐(如打麻将、打扑克、下象棋等),一次尽量不超过40分钟,中间可以轻轻转动颈部,定时改变头颈部体位。颈部活动时呈“米”字形,即前屈、后仰、左右侧弯。

(3)枕用适当的枕头:平卧时颈部稍高,枕与肩平;侧卧时头部纵轴与身体纵轴平行,即枕头的高度与肩同宽。也可配合颈椎保健枕头。

知识链接:

仙鹤点头:采用坐位、站位或卧位。肩部放松下沉,下颌尖内收,同时向上伸颈,如牵引颈椎向上,动作和缓,不易过快,反复操作20~30次。

回头望月:在上一节的基础上,在向上伸颈的同时,先旋转向左,边牵边旋,目光注视向左上方,保留20~30分钟;然后向右旋转,方法同左。此动作宜缓慢,不要过快。

旋转双轮:肘、腕关节制动,双肩关节如车轮旋转,前后左右,将胸大肌、三角肌、肱二头肌、肱三头肌及肩背部肌群带动起来,旋转30~50周,以肩部放松发热为度。

搓面拍背:双手搓热,如洗面状,将面部、头部、颈部搓至发热,操作3~5分钟,然后双掌交替拍打整个肩背部,操作2~3分钟。

另外,要注意在电脑操作时要有正确的坐姿,尽可能保持自然端坐位,将颈部、后背挺直。两肩自然下垂,上臂贴近身体,手肘弯曲呈90度,操作键盘或鼠标时,尽量使手腕和桌面保持水平。

(三)腕管综合征

腕管综合征是正中神经在腕管内受压而引起的手指麻木等症状。当局部骨折脱位、韧带增厚或管内的肌腱肿胀、膨大引起腕管相对变窄,致使腕部正中神经慢性损伤产生的一种疾病。腕管综合征又称为迟发性正中神经麻痹,是因为人体的正中神经进入手掌部的分支受到压迫后常常产生示指或中指疼痛、麻木和拇指肌肉无力感等症候,属于"累积性创伤失调症",好发于30~50岁年龄段的办公室女性。

易患人群:腕管综合征不但“电脑族”易患,其他一些频繁使用双手的工作者(如音乐家、教师、编辑、记者、建筑设计师、矿工等)都可能患此种病。资料显示,女性是腕管综合征的最大受害者,这是因为女性腕管通常比男性的小,正中神经容易受到压迫。此外,一些孕妇、风湿性关节炎、糖尿病、高血压和甲状腺功能失调的人,也有较大概率患上腕管综合征。

下面几种推拿方法可有效缓解腕管综合征。①按揉穴位:合谷、劳宫、内关、阳溪,每穴约1分钟。②推揉法:让患者患肢伸直,掌心向内,一手托住患肘前臂,另一手的大鱼际、拇指、示指着力沿手太阴肺经、手少阴心经和手厥阴心包经的循行线指端,边推边揉,反复施术3分钟;然后,一手握住患腕部,另一手拇指轻柔缓和揉捏腕部及手掌桡侧2分钟。③拨伸法:一手握住患肢前臂远端,另一手握住掌指部,两手在缓慢轻度向相反方向牵引的同时,握掌指之手将腕关节适当背伸和屈腕活动5~7次。④振颤法:一手握住患肢前臂远端,另一手握住掌指部,两手在缓慢轻度向相反方向牵拉的同时,握掌指之手反复进行振颤活动1~2分钟。⑤勒法:医者左手握住腕部,右手示、中指的第二节挟持患肢手指末节远端,急拉滑开发出“嘎声”,第2、3、4指依次进行,采用按揉拿捏等手法,以腕关节为中心进行治疗。

腕管综合征究其最终成因,是积劳过度而成,亦是不自觉地长时间无歇息地使用手腕及手指,因而产生过劳性反应。明乎此理,预防之道便十分明显,就是要尽量避免长时间进行重复的手部操作。其间每隔15~30分钟必须稍事休息,改变一下动作。例如打字的时候每隔15分钟便要稍停一下，伸展一下手指和手腕的肌腱，向不同的方向舒展数下，使不同的肌肉和肌腱轮流工作和休息。

对于长期使用电脑的文字工作者而言，保持良好的操作姿态是避免相关损伤的最佳方法。工作时键盘应放置在身体正前方中央位置，以持平高度靠近键盘或使用鼠标，可以预防腕管受到伤害；手腕尽可能以平放姿势操作键盘，既不弯曲又不下垂；肘部工作角度应大于90度，以避免肘内正中神经受压。前臂和肘部应尽量贴近身体，并尽可能放松，以免使用鼠标时身向前倾；确保使用鼠标时手腕伸直，坐姿挺直并最好使用优质背垫，双脚应平放于地面或脚垫上。工作期间经常伸展和松弛操作手，可缓慢弯曲手腕，每小时反复做10秒；也可每小时持续做10秒的握拳活动，可有效缓解或预防腕管综合征。

（四）不得不防肩周炎

肩周炎又称肩关节周围炎，俗称凝肩、五十肩，是以肩部逐渐产生疼痛，夜间为甚，逐渐加重，肩关节活动功能受限且日益加重，达到某种程度后逐渐缓解，直至最后完全复原为主要表现的肩关节囊及其周围韧带、肌腱和滑囊的慢性特异性炎症。本病的好发年龄在50岁左右，女性发病率略高于男性，多见于体力劳动者。

肩周炎患者多有以下临床表现：①肩部疼痛，起初肩部呈阵发性疼痛，多数为慢性发作，以后疼痛逐渐加剧或钝痛或刀割样痛，多为持续性，气候变化或劳累后常使疼痛加重，疼痛可向颈项及上肢（特别是肘部）扩散，当肩部偶然受到碰撞或牵拉时，常可引起撕裂样剧痛，肩痛昼轻夜重为本病一大特点，若因受寒而致痛者，则对气候变化特别敏感。②肩关节活动受限，肩关节向各方向活动均可受限，以外展、上举、内旋外旋更为明显，随着病情进展，由于长期失用引起关节囊及肩周软组织的粘连，肌力逐渐下降，加上喙肱韧带固定于缩短的内旋位等因素，使肩关节各方向的主动和被动活动均受限，特别是梳头、穿衣、洗脸、叉腰等动作均难以完成，严重时肘关节功能也可受影响，屈肘时手不能摸到同侧肩部，尤其在手臂后伸时不能完成屈肘动作。③怕冷，患者肩部怕冷，不少患者终年用棉垫包肩，即使在酷暑天，肩部也不敢吹风。④压痛，多数患者在肩关节周围可触到明显的压痛点，压痛点多在肱二头肌长头肌腱沟处、肩峰下滑囊、喙突、冈上肌附着点等处。⑤肌肉痉挛与萎缩，三角肌、冈上肌等肩周围肌肉早期可出现痉挛，晚期可发生失用性肌萎缩，出现肩峰突起、上举不便、后伸不能等典型症状，此时疼痛症状反而减轻。

在日常生活中，快速有效地预防肩周炎已经成为人们的一种迫切需求，只需要几个简单的方法，即可远离肩周炎，有效地“解放”双肩。

1. 注意防寒保暖　由于自然界的气候变化，寒冷湿气不断侵袭机体，可使肌肉组织和小血管收缩。肌肉较长时间的收缩，可产生较多的代谢产物，如乳酸及致痛物质聚集，使肌肉组织受刺激而发生痉挛，久则引起肌细胞的纤维样变性，肌肉收缩功能障碍而引发各种症状。因此，在日常生活中注意防寒保暖，特别是避免肩部受凉，对于预防肩周炎十分重要。

2. 加强功能锻炼　对肩周炎来说，特别要注重关节的运动，可经常打太极拳、太极剑、门球，或在家里进行双臂悬吊，使用拉力器、哑铃以及双手摆动等运动，但要注意运动量，以免造成肩关节及其周围软组织的损伤。

3. 纠正不良姿势　对于经常伏案、双肩经常处于外展工作的人，应注意调整姿势，避免长期的不良姿势造成慢性劳损和积累性损伤。

4. 注意相关疾病　注意容易引起继发性肩周炎的相关疾病，如糖尿病、颈椎病、肩部和上肢损伤、胸部外科手术以及神经系统疾病，患有上述疾病的人要密切观察是否产生肩部疼痛症状，肩关节活动范围是否减小，并应开展肩关节的主动运动和被动运动，以保持肩关节的活动度。

5. 对健侧肩积极预防　对已患有肩周炎的患者，除积极治疗患侧外，还应对健侧进行预防。有研究表明，有40%的肩周炎患者患病5～7年后，对侧也会发生肩周炎；约12%的患者，会发生双侧肩周炎。所以，对健侧肩膀也应采取有针对性的预防措施。

（五）站着说话不腰疼

颈、腰椎病是指由于外伤、劳损或感受风寒湿邪等原因而导致颈、腰椎间盘退行性改变及椎间关节继发退行性改变，使邻近的软组织（包括神经根、椎动脉、脊髓、交感神经等）受累，表现出诸如颈项强痛、肩臂麻木、头晕目眩甚至瘫痪、腰背疼痛、下肢放射性疼痛、麻木及感觉异常、肌肉瘫痪、间歇性跛行及脊柱姿势的改变等症状和体征的一种综合征，亦称颈椎综合征、腰椎综合征。

人体椎间盘在30岁以后就会发生退变，所以一般中老年人易患颈、腰椎病，以40～60岁为高发年龄。由于工作需要，人体长期或经常保持特殊的姿势、强迫体位以及颈、腰部外伤等，很容易导致慢性劳损而产生颈、腰椎病症状。办公室人群持续伏案时间几乎保持在4个小时以上，可以导致头、颈、肩、腰、腿部不适感，严重程度与伏案时间高度相关，从职业上讲，包括办公室工作人员、银行职员、打字员、计算机工作人员、手术室护士、长期观看显微镜者、交通警察等。这些工作由于长期屈颈弓背，造成颈后及腰腹背肌群、韧带等组织劳损，因而发病率较高。而不良的生活规律导致健康风险的现象也普遍存在。除了极少数患者为急性外伤引起外，大多因慢性劳损、退变、增生、椎间盘突出所致。其病变部位常以软组织为多，骨关节病变次之，血管性病则少见。

1. 腰痛分类　根据引起腰痛的原因，可以将腰痛分为以下几类。

（1）损伤性：如脊椎骨折与脱位、韧带劳损、肌肉劳损、黄韧带增厚、后关节突紊乱综合征、腰椎间盘突出症、腰椎管狭窄症、脊柱滑脱症。

（2）退行性：如椎体外缘及关节突关节边缘骨唇形成，腰椎间盘变性及骨质疏松等。

（3）先天性畸形：如隐性脊椎裂、第5腰椎骶化、钩状棘突及半椎体等。

（4）姿势性：如脊柱侧凸、腰前凸增加、驼背等。

（5）炎症性：如脊柱结核属特异性炎症，脊柱化脓性骨髓炎、强直性脊柱炎属非特异性炎症。

2. 腰痛护理措施　人们在日常生活中，对脊柱的保护知识知之甚少，尤其是长期伏案工作的人群，对有关劳损的知识同样缺乏。因此，怎样护理与改善长时间伏案后的不适感呢？

(1)加强卫生宣传教育，普及卫生知识：保持正确的工作姿势，减轻腰部负荷，避免过度劳累，尽量不弯腰提重物。如捡拾地上的物品，应双腿下蹲，腰部挺直，动作要缓等。

(2)建立良好的生活方式：生活要有规律，多卧床休息，注意保暖，保持心情愉快。

(3)要避免颈腰部外伤、生活意外伤、交通事故等。

(4)防风寒、潮湿：在人体骨骼开始退行性变之后，寒冷、潮湿之邪气最易乘虚而入导致湿痹淤滞，因此一定要避免受凉、受潮。

(5)加强体育锻炼，增加颈、腰部肌肉的柔韧性：如太极拳动作轻松柔和、连贯均匀、绵绵不断、圆活自然、协调完整，运动中意识、呼吸和动作三者密切配合，可达到强身健体的目的，经常练习有调整脏腑、疏通经络、补气益血、预防和治疗慢性病的作用。

(6)遵循科学的饮食原则：①食谱要广泛，吃不同种类的食物；②少食脂肪、胆固醇含量高的食物，如肥肉、动物肉；③避免摄入太多糖分；④多吃含淀粉、纤维素和维生素的食物，如蔬菜、水果。⑤采取低钠饮食习惯，少吃咸的。

(六)远离“网球肘”

“网球肘”即肱骨外上髁炎，以网球运动员发病率高而得名。“网球肘”患病率高，给患者带来较大痛苦，给工作及生活带来诸多不便。凡从事旋转前臂和屈伸肘、腕关节的长时间做单一动作的劳动者，如网球与羽毛球运动员、木瓦工、钳工、水电工、打字员及操持家务的女性等，都是本病的易患人群。

“网球肘”发病缓慢，主要症状表现为肘关节外上方活动性疼痛，尤其是前臂旋转、腕关节主动背伸时，疼痛更为明显。疼痛有时可向上或向下放射，伴有酸胀不适，以致不愿活动，用力握物、握锹、提壶、拧毛巾、打毛衣等运动可使疼痛加重。一般在肱骨外上髁处有局限性压痛点，有时压痛可向下放射，有时甚至在伸肌腱上也有轻度压痛及活动痛。局部无红肿，肘关节伸屈不受影响，但前臂旋转活动时可疼痛。严重者手指伸直、伸腕或执筷动作时即可引起疼痛。

由于本病好发于从事肘腕用力较多的人员。所以，从事这类工作的人员应做好预防，在作业前后及工作间隙自行按摩推拿两侧肘部，每次 10 ~ 15 分钟，这样可收到良好的预防效果。尤其对于网球运动爱好者，在平时的练习中应注意以下几点，尽自己最大努力将患“网球肘”的可能性降低到最低点。

（1）做好准备活动，特别是要让肩胛肌和伸肌充分活动开。

（2）选择恰当的网球拍，不仅是掌握动作、提高技术的保证，也是防止“网球肘”发生的重要因素。

（3）增强自我保护意识，练习者要学会有效地使用弹力绷带和护肘，不要在太硬的场地强力击打速度很快的球，不打湿重的球。练习者无论在平时的训练中还是比赛中，都要全神贯注地按照正确的技术动作击球、发球，不蛮干，不乱击球、发球，一旦肘关节发生疼痛，则要积极休息和治疗。

（4）每次练习完后，注意消除运动疲劳，掌握基本的按摩手法，结合有关穴位（曲池、外关、肘髎、肩髃等），适当使手臂肌腱放松，采取揉、捏、搓、震颤等手法，舒经活络。还要注意运动过后不能直接用凉水冲手臂上的汗水，应用干毛巾擦去汗水，休息片刻后，用温水洗手后进行手法按摩，也可以自己双手交换按摩；在参加长时间运动或是激烈的比赛后，让医护人员给予放松、消除疲劳。

(5)加强身体锻炼。发展和提高练习者的肩带、腰部和腿部的力量和柔韧性，可以减少肘关节损伤的可能性。主要是加强手腕、手臂力量和柔韧性练习。力量练习的方法有俯卧撑以及利用实心球进行传球提高自己的力量，利用哑铃进行挥拍练习对力量的提高效果也比较明显，但要注意动作的规范性。

(七)骨质疏松的防治

钙是人体必需的一种元素，人体内的钙99%以上都存在于骨骼和牙齿中，其余不足1%的钙分布在体液及全身各组织器官中。当体液中的钙不足时，骨骼会释放出一些钙，以维持血钙平衡。

若钙摄入不足，短期内人体尚可维持血钙平衡，身体不会有明显症状。而随着年龄增长，钙的流失速度大于钙的吸收速度，久而久之就会出现缺钙症状，如肌肉酸痛、抽筋等症状，随着骨骼中的钙渐渐流逝，最终导致骨质疏松。

骨质疏松是一种年龄相关性疾病，在人的一生中，30岁左右是骨密度最高的时段，随着年龄的增长，骨密度不断降低。人在年轻时骨骼中积累的钙，在为岁月导致的骨钙流失做储备。中国营养学会的研究数据表明，我国的钙摄入量普遍不足，平均摄入量不足国际标准量的50%。

那么，应该怎样补钙？

日常生活中,可以多吃奶制品、芝麻、豆制品类等高钙食物,为身体补充钙。值得注意的是,摄入的钙量不等于人体吸收量,钙的吸收量受到草酸、膳食纤维等各方面的影响。有时候钙补得不少,人体并不一定能吸收,所以,在补充钙元素的同时,增加维生素 D 的摄入量,可以有效提高钙的吸收量。维生素 D 是钙的辅助因子,可以促进肠道中钙元素的吸收,降低钙元素的排泄。维生素 D 不足时,补钙效果会大打折扣,这也是为什么有的人明明吃了很多高钙食物,补钙效果却不理想的原因。蛋黄、海鱼、蘑菇中含有维生素 D。每天半个小时的日光浴,也可以让身体合成足够的维生素 D。但是由于冬季日照时间较短,会导致维生素 D 的生成减少;而且上班族终日在房间里工作,很难通过晒太阳来获取维生素 D,因此这部分人维生素 D 摄入不足时,可以适量服用营养补充剂来补充。

除此之外,关于补钙还需要注意剂量。为了使人体钙吸收率达到最佳,建议一次性补钙不超过 500 毫克。还应避免大量进食草酸含量较高的食物,如菠菜、油菜等,草酸和钙结合容易引起消化不良,严重者导致肾结石(菠菜用沸水过一下,可以去除 40% ~ 70% 的草酸)。避免饮用酒类、咖啡、浓茶,这些都会影响钙的吸收。而适度运动可以提高钙的吸收,保持骨密度,散步、慢跑都是推荐的运动项目。

根据《中国居民膳食营养素参考摄入量》2018 年版中的数据,成年人建议每天摄入 800 毫克钙,50 岁以上老年人每天建议摄入 1 000 毫克钙。尤其是以下这几类人群,更需要格外注意钙摄入。

(1)儿童、青少年:20 岁以前是骨骼生长阶段,缺钙会影响发育,导致身材矮小、腿无力、骨头酸痛等症状。如果此时孩子偏食,或是寄宿学校饮食不均衡,可以适量服用钙剂补钙,合理的补钙还可以提高骨量上限。

(2)孕产妇:孕期是胎儿骨骼形成的重要时期,而在哺乳期,母乳是婴儿的钙摄入最主要来源。如果摄入量不足,会分解孕产妇自身的骨钙,造成产后女性骨质疏松。同时孕期女性钙的吸收率会升高,因此孕产期是补钙的好时机。

(3)绝经后的女性:女性比男性更需要补钙!特别是女性进入更年期,绝经后钙吸收能力快速下降,骨骼钙流失增多,随着年龄增长,骨质疏松尤为常见,很容易出现双腿无力、骨折的症状。我国60岁以上的老年人中,女性患骨质疏松的概率为90%,而男性只有60%,同时也有数据表明骨质疏松的女性患骨折风险是男性的3倍。

(4)50岁以上老年人:我国50岁以上人群中有20%的人患有骨质疏松,大约每5人中就有1例骨质疏松患者。老年人钙吸收率下降非常明显,骨质疏松患病率显著增加,由此而导致的骨折风险大大增加。

(八)轻松去除扁平疣

扁平疣俗称"扁瘊",是一种以肤生疣赘,其状扁平为特征的皮肤病。本病多见于青少年的颜面、手背等处。病程进展缓慢,可持续多年不愈。偶有突然自行消失者,愈后可复发。

中医认为本病由风热毒邪侵袭肌肤,客于体表,则气血蕴结,凝聚成疣。现代医学认为本病由病毒引起。

扁平疣患者患处生有扁平隆起,粟粒至黄豆大小,表面光滑发亮,周围无红晕,触之稍硬。其色浅褐、淡红或为正常肤色。其状圆形、椭圆或多角形,匡廓鲜明。数目可多可少,可孤立散在,亦能密集分布。亦可沿抓破痕迹而呈带状分布。

本病的治疗多以清热解毒、祛风散结、活血化瘀为基本治则。治疗手段以内服外用并重,针灸治疗效果也很好。治疗期间切忌用手搔抓、剃刮或挤压,否则影响疗效,且可加重病情。本病在治疗期间,若数目突然增加、颜色转红、隆起明显、瘙痒剧烈等,均是将愈征兆。

食物疗法:白果薏苡仁水,白果 5 ~ 10 粒、薏苡仁 60 克,可清热解毒,治疗面部扁平疣。用法:将上药加水适量煮透后,放入白糖,调匀即成,随时食用。白果为古方治疗面部疮粉刺、酒糟鼻常用药物,在此配薏苡仁治疗青年人面部扁平疣,主要取二味清热解毒、拔毒的作用。白果有敛肺的作用,故外感咳嗽者忌服。

耳背放血去疣法:取耳背降压沟内缘、上耳背、中耳背、下耳背、毛细血管网及浅表小静脉处放血。可活血消肿、泄热除疣。用法为局部酒精消毒后,选暴露之细血管或浅表小静脉,用三棱针点破血管,用酒精棉球压迫止血,胶布固定。耳背静脉放血疗法属于古代刺血疗法范畴,能开窍、退热、活血、消肿,有推陈致新、疏通气血的作用;使用本法应注意点刺不可过深,放血以 5 ~ 10 滴为宜,视病情增减 3 ~ 4 滴,放血后以碘酊消毒,再用胶布固定,不要着水,以防感染。

(九)冬季皮肤瘙痒的防治

冬天到了,许多人都会出现皮肤瘙痒,皮肤会变得“焦躁”起来,尤其是面部和小腿肚,让人忍不住要抓挠,很多患者描述为“越慌越想越慌,越痒越搔越痒”。稍微抓挠一下,就红了起来,还伴随着一阵“雪花”飘散。

为什么冬天皮肤会干痒?

简单点说就是皮肤严重干燥和缺水!在人体的皮肤下面是皮脂腺,为油脂的合成工厂。油脂覆盖在皮肤表面,与汗液、角质细胞脂质一起,形成了一层皮脂膜来保护皮肤。这层皮脂膜不仅能防止水分丢失,让皮肤变光滑,还能减少外界环境对皮肤的刺激,可以说是一层天然屏障。

皮脂腺分泌油脂时,受到外界环境温度的影响。研究发现,环境温度每上升1摄氏度,皮脂分泌增加10%。然而,当外界温度低于28摄氏度,皮脂腺几乎停止分泌。所以在寒冷的冬季,皮脂腺几乎不工作,汗液分泌大大减少,皮肤失去了皮脂膜的保护,就会变得干燥缺水。特别是老年人和原本皮肤干燥的人群,皮肤会变得脆弱且缺乏弹性,很容易受外物影响导致皮肤瘙痒。冬季皮肤干痒,如果越痒越抓,越抓越痒,可能引发神经性皮炎。神经性皮炎是一种比较顽固和烦人的皮肤病,很多患者因此影响正常的生活,造成很大的心理压力。

要想解决冬季皮肤干痒的问题,就要减少油脂和水分的散失,以下几种措施可以帮助改善皮肤瘙痒不适。

1. 使用温和的洁面产品　尽量选择氨基酸型的洁面产品,尤其是敏感肌和干性皮肤。每天使用一次就好,对皮肤的刺激性会小很多,油性皮肤冬天也要减少洗脸次数。

2. 要注意洗澡方式　减少洗澡频次:尤其是老年人和儿童,建议每周洗澡1~2次。水温要适中:热水会带走更多的皮脂,瘙痒马上就如影随形,建议洗澡水温在 37～40 摄氏度即可。洗澡少搓澡:其实咱们搓出来的“泥”,是汗液、皮脂以及新陈代谢脱落的细胞,这就是皮肤屏障的构成部分,它们能滋润和保护皮肤,而搓澡还会使皮肤的保湿功能进一步降低,破坏皮肤保护屏障,细菌等致病微生物可能会趁机入侵皮肤导致感染!

3. 注意保湿剂的使用　各种面霜、乳液等保湿护肤品,要坚持使用,不要偷懒。沐浴擦干后,就可以使用各种身体乳,越快越好,防止皮肤水分流失。

4. 选择纯棉的贴身衣服　高级的真丝、羊绒衣物多来源于动物毛发,它们对皮肤(尤其过敏性)有一定的刺激,所以贴身衣物最好选柔和的纯棉质地,减少衣物和皮肤的摩擦。

5. 远离过敏原　空气质量较低时,要戴上口罩、眼镜,避免直接接触过敏原。如果皮肤瘙痒难耐,甚至过敏红肿,可以口服一些抗过敏药物(比如抗组胺药物),适当缓解瘙痒。也可以外用一些皮质类固醇药膏,局部外用涂抹即可,可以达到抗炎、抗过敏、缓解瘙痒的效果。还可采取针刺合谷、隐白、阴陵泉、风市等穴,祛风散邪,缓解症状。

(十)不做“聪明绝顶”

爱美之心,人皆有之。绝大多数人都很在意自己的头发。但是随着年龄的增长,生活压力的不断增加,很多人就出现脱发的现象,尤其是前额部和头顶处是高发脱发地带。脱发多见于中年男性,可分为斑秃、早秃、脂溢性脱发等十几种。不同类型的脱发有着各自不同的病因。

引起脱发的原因很多，但最主要的有两点：一是社会精神压力，二是不科学的生活方式。很多中年人都会因工作和学习而产生巨大的精神压力，进而产生食欲下降、便秘、焦虑、失眠、惶恐、紧张、烦躁等症状，导致神经系统、消化系统发生紊乱，人体的免疫力下降，内分泌系统逐渐失调，从而引起脱发。在生活习惯上，由于现代人们夜生活逐渐丰富，很多人习惯于夜间就餐和娱乐，甚至熬夜，这会过度地损伤人体的正气，尤其是肾气被大量地耗竭，而中医学认为，肾主骨生发，肾气不足，就会导致脱发。目前的脱发患者较之以往任何时候都多，脱发已成了常见病、多发病，并有继续发展的趋势。

对于健康的人而言，每天梳头时，都会掉一些头发，这是正常的新陈代谢现象，平均每天掉几十根头发，不足为奇。早春和秋末季节，女性由于荷尔蒙的分泌，生理状况不易保持平衡，有时一天掉大量头发也不必担心。但若掉发的情况突然加重，脱发数大于100根，就应引起重视了。

脱发可分为暂时性脱发和永久性脱发两种。暂时性脱发大多由于各种原因使毛囊血液供应减少，或者局部神经调节功能发生障碍，以致毛囊营养不良，但无毛囊结构破坏。所以，经过治疗新发还可再生，并恢复原状。永久性脱发是因各种病变造成毛囊结构破坏，导致新发不能再生。

脱发可采用中药内治、中药外用、食膳疗法、推拿按摩、针灸疗法等方法进行治疗。

膳食疗法：将中药菟丝子30克、茯苓15克、石莲肉30克、黑芝麻30克、紫珠米50克，用武火煮开后加适量水，用文火煮成粥，加少许食盐食之。每日 1～2 次，可连服 10～15 日。此粥滋补肾阴健脾，适用于脾肾阴虚的脱发者。

推拿按摩法：用 1 支 20 毫升的维生素 B_1 液洒在头上，用右手五指从前额神庭穴向后梳到后发际哑门穴，共梳 36 次，然后用左手和右手的五指分别梳头部两侧，各梳 36 次；五指合拢叩打百会穴 54 次；两拇指分别点振两侧的翳风、风池等穴 3 次，每次 10 秒；用拇指压揉三阴交穴 15 秒，压拨 5 次，压振 3 次，每次 10 秒，用掌心劳宫穴压在脱发处或头发稀疏处，振颤 5 次，每次持续 10 秒。

对于脱发的预防，应在日常生活中注意精神调摄，保持心情舒畅，如发现脱发较多，不要惊慌，首先辨明是正常脱发还是异常脱发。如果是异常脱发也不要有精神负担，只要不是毛囊破坏，头发的恢复是完全可能的。还要注意饮食调养，少食白糖、盐、肥肉及辛辣食物，不酗酒。常清洁头发，中性头发一般 1 周洗 1 次，干性头发 10 天洗 1 次，油性头发 3 天洗 1 次；洗头水温不宜过高和过低，不用强碱性肥皂，选用各种适宜自己发质的洗发水；洗头后，不能头发未干就睡觉，否则易生湿热，损伤头发。发常梳，以木制梳为好，先梳顺发梢，再逐段上梳至发根。脱发者尽量剪短头发，使营养集中于发根，少吹风、烫发、染发，不要常梳发髻、马尾等紧束的发型。起居宜忌：锻炼、热食、热浴后出汗者，头部注意避风；冬季注意头部的防寒保暖，夏天防晒；劳逸结合，不操劳过度，不熬夜，不可纵欲过度；经常进行头部保健按摩。

（十一）得了灰指甲切莫害怕

灰指甲，也叫甲癣，中医称“鹅爪风”，现在则叫甲真菌病，它是由一大类称作病原真菌的微生物感染引起的。甲癣病变始于甲远端、侧缘或甲褶部，表现为甲颜色和形态异常，一般以 1～2 个指（趾）甲开始发病，重者全部指（趾）甲均可患病。当你用肉眼查看自己的指甲，发现有甲板变得混浊、不透明，或者甲床比平时明显增厚，容易翘起，呈黑灰色或黄褐色等症状时，很有可能就是得了灰指甲。中老年人、孕妇、糖尿病患者最容易得灰指甲。

1. 灰指甲的认识误区

（1）灰指甲只是外观不好看，治疗与否无所谓。灰指甲是一种传染性疾病，不仅会传染给家人、朋友，还会引起足癣。另外，灰指甲还会给人不卫生的感觉，造成患者社交上的尴尬，譬如手有灰指甲而不敢与他人握手等行为。

（2）口服抗菌药有效但伤身，外用药不伤身但没效果。实际上，口服抗菌药治疗灰指甲的效果并非百分之百，临床研究发现，其治愈率在 40%～70%，且服药时间长，对肝、肾的毒副作用较大，不宜长期服用。一般的外用药物只要可以穿透指甲的致密角质层，药效能作用于甲床，就能有效治疗灰指甲。

（3）美甲与灰指甲无关。美甲也可能引起灰指甲。过多的化学品会让指甲组织不断受异物所侵蚀，造成指甲愈来愈脆弱，此时霉菌就会伺机而动，引发灰指甲。另外，常常彩绘和常用去光水都有可能会让指甲变形变质，甲床发炎，最后变成灰指甲。

（4）足癣会传染，但灰指甲不会传染。引起灰指甲的真菌菌种和足癣是一样的。平时家庭共用的物品，若全家一起用，很可能会把灰指甲的真菌传染给家人，造成灰指甲或者足癣。另外，若是全家的袜子混在一起洗或穿共用的拖鞋、共用一条浴巾等，都可能会相互传染。

(5)拔掉坏的指甲可以治疗灰指甲。灰指甲多是由真菌感染引起,拔甲只能清除掉指甲上面的真菌,甲床上的真菌并没有杀死,且很多真菌孢子依旧处于休眠期,很容易苏醒,长出来仍然是灰指甲。

2. 灰指甲的预防　灰指甲重在平时的预防工作,不能等到感染灰指甲时再去想办法治疗,以下几点建议可供大家参考。

(1)首先要重视手足癣的防治,纠正“生了足癣不生其他病”的错误看法。

(2)养成良好的卫生习惯,平时勤洗脚、勤换袜,鞋袜要经常曝晒,保持干燥。

(3)不相互借用日常生活用品,如鞋袜、拖鞋、脚盆、擦脚巾等,这是防止间接感染的关键所在。

(4)手足多汗的人,可适当用些抑制局部排汗的治疗方法,夏季是手足癣多发期,尤其要注意。

(5)不要剪指甲两侧的茧皮,容易引起发炎。糖尿病患者若发现指甲两侧发炎,应及时看医生,因为这种感染极有可能会传播到身体其他部位。

3. 灰指甲的治疗　下面是治疗灰指甲的一些有效的外用疗法。

(1)取大蒜 4 ~5 瓣,去皮捣烂,放入干净的玻璃瓶内,加入 100 毫升质量较好的食醋,浸泡 3 ~4 天即成醋蒜液。将患处放入醋蒜液浸泡 15 分钟,然后用棉球蘸醋蒜液包裹于患处。每日早晚两次,直至症状全部消失。

(2)将白颜色的凤仙花捣烂,敷在指甲上包扎起来,一天换一次,1 个月左右见效。

(3)用白颜色的凤仙花 2～3 株,泡在醋里一天,每天睡前浸泡灰指甲 10 分钟,不要加水,连续 7 天见效。

(4)取陈醋(越陈越好)500 毫升,放入铁锅内煮沸,浓缩至 150 毫升,然后用水将苦参 50 克、花椒 20 克冲洗干净,放进浓缩醋内,浸泡 1 周即可用。治疗方法:在搽药之前,先将灰指(趾)甲用热水泡软,再用刀片轻轻地一层层地刮掉病甲。病甲刮削得越彻底,治疗效果越显著,以不出血、无疼痛感为度,然后用消毒棉球蘸药液浸润病甲 5～10 分钟,每日晚睡前进行一次。一般搽药 5～7 天见效。注意事项:①每次搽药前一定要用热水浸泡病甲,使药力直达病所,以加速药效。②在治疗期间,切忌用冷水洗患部,保持鞋袜干燥和清洁。

(5)鸦胆子(打碎)20 克,生百部 30 克,白酒 250 克,将上述药物与酒及陈醋 250 克共同放入大口瓶内,密闭,浸泡 10 天后取药酒敷于患处。

三、妇科疾病

（一）妇科疾病要警惕

女性一生要承受很多痛，包括每月一次的“大姨妈”、月经痛、分娩痛，还有最容易被忽视的外阴病痛。然而由于缺乏医学相关知识，很多女性总觉得妇科病是很难以启齿的事情，也就不关注这方面的健康问题了。还有的女性不但不愿意去了解，反而讳疾忌医，导致很多女性对妇科病产生一些认知误区。

1. 妇科病的常见误区

（1）少女不会得妇科病：妇科病的发病率与年龄无关，很多未婚女性即使没有性生活，也可能因为一些不健康的生活习惯导致外阴感染，如内衣穿戴时间过长、在卫生条件不达标的泳池游泳，这一点需要引起重视。

女性初潮时，可能出现月经量少、周期不稳定等问题。经过初潮 3 年以上时间，卵巢功能基本上已经发育完善了，这个时候如果月经还出现这种情况就要重视了，到正规医院做一些常规妇科检查是很有必要的。比如激素的测定、妇科 B 超检查，及早发现内分泌的异常，以免对今后的生育造成影响。

（2）结了婚才会得妇科病：女性即使没有结婚，但是一旦有了性行为以后，阴道菌群就有可能会被破坏。过早开始性生活、事先不采取避孕措施、事后服用紧急避孕药、不注意个人卫生等，都容易导致盆腔炎、输卵管炎、输卵管堵塞等妇科疾病，致使意外妊娠、异位妊娠甚至宫颈癌的发生。

(3)宫颈糜烂很严重：宫颈糜烂不能被称作是一种疾病，体检时几乎十有八九的女性会被诊断为宫颈糜烂。早在 2008 年医学界就取消了“宫颈糜烂”这一病名，被“宫颈柱状上皮异位”生理现象所取代。宫颈炎和宫颈糜烂的区别在于：宫颈炎不仅有糜烂样的改变，还会有分泌物增多、性生活出血、腹痛等症状，如果有宫颈炎就需要及时治疗。女性千万不要把宫颈糜烂当成一种很严重的疾病，造成不必要的心理负担。

2. 妇科检查　女性患者，尤其是年轻女性，因为怕难为情，对于有些妇科检查项目会很抗拒。其实，这些检查的用处很大，女性应该科学对待妇科检查，因为它们很可能成为揪出某些重大疾病的关键。妇科检查有以下几种。

(1)常规妇科查体：通过常规查体，医生能清楚看到阴道和宫颈，观察阴道黏膜是否光滑，质地是否正常，有无炎症、畸形、出血点、色素沉着以及分泌物的量、性质、颜色、异味等，还能观察宫颈大小、颜色、外口形状，有无糜烂、出血、囊肿、息肉或肿块等。

(2)“三合诊”检查：这项检查让很多女性难以接受，因为医生会将示指放入阴道，中指伸入直肠，另一只手放置于腹部用力下压，目的是对子宫和附件进行检查。但对宫颈癌患者来说，通过“三合诊”来判断宫旁情况，是决定能否手术的关键。

(3)阴道镜检查：阴道镜是宫颈病变规范化诊治中不可或缺的

重要技术，可以在强光源下，观察宫颈和下生殖道病变，将其放大4倍以上，发现肉眼不能识别的病变，确定病变范围，指导活检，提高诊断的准确性。一旦宫颈细胞学筛查异常，或有可疑症状和体征，或高危型人乳头瘤病毒（HPV）检测阳性等，则需要考虑进行阴道镜检查。

（4）性激素六项。

1）雌激素（E）：如果雌激素水平低于73.2 pmol/L，则提示卵巢功能下降；超过293.6 pmol/L说明生育能力下降；超过367 pmol/L说明基本无妊娠可能；如果8岁前的女孩血清中雌激素含量大于275 pmol/L，且出现第二性征发育，即可诊断为性早熟。

2）催乳素（PRL）：催乳素与生活作息和习惯有密切联系，饱食、寒冷、熬夜、情绪波动等均会使其升高，所以发现催乳素升高，可复查2～3次后再做判断。

3）孕酮（P）：孕酮在黄体期（月经周期28天的女性，大概在第21天）有很重要的作用。若黄体期孕酮大于15.9 nmol/L，则提示排卵；若小于15.9 nmol/L，则提示黄体功能不全。此外，孕妇也应关注孕酮，若孕12周内水平低，则早期流产风险较高；多数异位妊娠患者的血清中孕酮含量会小于47.7 nmol/L。

4）卵泡刺激素（FSH）、黄体生成素（LH）：FSH和LH常一起用来判断卵巢情况。如果连续两次检测FSH大于40单位/升（IU/L）、LH大于40 IU/L，提示卵巢功能衰竭。如果发生在40岁前，即可明确为卵巢早衰。连续两周期FSH大于12 IU/L，提示卵巢储备功能不足。如果LH与FSH的比值大于2～3，且平时月经不准、身体多毛等，要引起注意，可能为多囊卵巢综合征。此外，LH

和 FSH 均小于 5 IU/L 提示下丘脑或垂体功能减退。

5)睾酮(T):女性睾酮高多见于多囊卵巢综合征及肾上腺皮质疾病。

性激素检查最佳时间是月经来潮第 2 ~5 天,超过 2 ~3 个月未月经来潮者可随时检查。检查前至少 1 个月不能使用激素类药物,如黄体酮、雌激素、避孕药。

(二)四季皆能养生

春夏秋冬,四时交替,暮去朝来,花开花谢,世界万事万物都在按照自身的规律不停地运动着。人与自然界是统一的整体,一年四季的变化均影响着人体,人的五脏六腑、四肢七窍等功能活动与季节变化密切相关。如果能按照一年四季气候变化的规律来调节人体,防病健身,顺应自然,摄生保健,更能事半功倍。作为女性,月经的到来也跟大自然有着密切的关联。

1.春季养生　春天属木,肝属木。肝脏与草木相似,春季万物生发,是肝气最活跃的季节。细心女性可能会发现,春天的时候,更喜欢发脾气,郁闷也是家常便饭,常常因为鸡毛蒜皮的小事与别人争得面红耳赤。“大姨妈”也会因为脾气而变得不守规矩,时早时晚,让人捉摸不透。殊不知,这其实都是肝火惹的祸。所以春天一定要疏理好肝气,别让肝气郁结,化为满腔怒火。

疏肝的方法很多,不得不提的是按摩太冲穴。太冲是肝经上最重要的穴位,能够平肝清热、清利头目,与中药菊花的功效很像,治疗女性的月经不调很有效。平时脾气暴躁的人一定要重视此穴,点按太冲穴,不要在经期点,要在月经来临之前 5 天就开始,每天点揉3～5分钟,要产生那种明显的酸、胀感,每个月经周期都坚持做,2个月后就会有明显效果(太冲穴位于位于足背侧,第一、二跖骨结合部之前凹陷处。足厥阴肝经的腧穴、原穴可调控肝经的总体气血,疏解心胸不适)。

2. 夏季养生　炎热的夏天不仅闷得让人心烦气躁,而且食欲也大大减退。吃不下又睡不好。很多朋友会因脾气不足而日渐消瘦,艳阳下没走几步路就开始挥汗如雨,出现烦躁、疲乏无力,甚至头晕、胸闷等一系列的不适。很多女性又喜欢吃冰棍、雪糕,喝冰冻的啤酒、矿泉水。夏季阳气浮于表面,吃那些冰冷的东西就好像是给火力不足的炉子上浇一盆凉水,有时甚至会带来致命的伤害。夏季里脾胃显得尤为脆弱,而中医认为,脾具有统血的功能,一旦脾功能减弱,月经则不受控制,四处乱窜,势必会出现经量过多、崩漏等。所以夏季的时候,一定要少食生冷、少喝冷饮,并且要多多地健脾补气。

要说健脾,可以通过做药膳来解决。取莲实100克,糯米500克,白糖适量。将莲实去芯,加水适量煮至熟烂,起锅,揉成泥。糯米、莲实泥加水适量拌匀,上笼用武火蒸20分钟,取出、压平,切成块,撒上白糖即成,每天当早餐食用。莲实又叫莲子,生长在池塘里的莲本来就让人心旷神怡,它性甘,味平,入脾、心经,清心醒神的功效更是不言而喻。糯米就是人们俗话所说的江米,性温,味甘,入脾、胃经。食用它可以补中益气,健脾暖胃。

3. 秋季养生　秋天天气干燥,气候逐渐转凉。此时人体肺部极易遭受燥邪侵害,因肺为娇脏,性喜润,而恶燥。若阴津不足,肺气不得敛,常出现口鼻咽喉干燥、干咳少痰、大便干硬等症状。肺主一身之气，肺气宣发，才能输送气血津液于全身，以营养各个脏器，气为血之帅，气行则血行，周流全身，循环不息，若肺之宣发肃降功能失常，那么血行不畅，就会为月经病埋下伏笔。针对这种情况，我们可以通过食疗来改善。将百合 60 克、粳米 250 克淘洗干净，同放入锅内煮粥，待百合与粳米熟烂时，加入适量冰糖。每日饮 3 ~5 次，每次适量。百合甘凉清润，主入肺、心，擅长清肺润燥。养肺的同时也要保护好肠胃。

4. 冬季养生　严寒的冬季，朔风凛冽，草木凋零，冰冻虫伏，阳气万物生机隐伏，自然界万物闭藏。朱震亨于《格致余论》中说："十月属亥，十一月属子，正火气潜伏闭藏，以养其本然之真，而为来春发生升动之本。"而"经水出诸肾"，可见肾在月经中起主导作用，是产生月经的渊源，肾精充盛，血海满盈，月水就会如期而来。如若出现肾虚，那么月经不调的问题必然会产生。按摩涌泉穴是个好方法。涌泉穴为肾经经脉的第一穴，它联通肾经的体内体表经脉，肾经体内经脉中的高温高压的水液由此外涌而出体表。经常按摩此穴能使肾精充盛、肾气健旺。按摩时用右手中间三指按摩左足心，左手三指按摩右足心，两侧交替进行，各按摩 80 次，按摩到足心发热为止。早晚各 1 次(涌泉穴位于足前部凹陷处，第 2、3 趾趾缝纹头端与足跟连线的前 1/3 处，为全身腧穴的最下部，乃是肾经的首穴)。

春生夏长秋收冬藏，人类的生产生活也遵循自然规律，身体跟大自然也密切相关。调养身体，顺应天时，省时省力。

(三)妇科纸老虎——乳腺增生

近年来，随着生存环境的变化，乳腺增生发病率逐年上升，对女性的身心健康存在着严重的影响。乳腺增生是女性最常见的乳房疾病,其发病率占乳腺疾病的首位,年龄也越来越低龄化。但其演变癌症概率小,此谓“妇科纸老虎,乳腺增生”。

乳腺增生一般分为两大类,单纯性乳腺增生和囊肿性乳腺增生。

单纯性乳腺增生一般常见于40岁以下的女性,这个年龄段的女性患乳腺增生的原因非常复杂,但主要是激素不稳定造成的。女性的激素水平本身就是周期性变化的,在这个过程当中腺体也跟着变化。月经前激素水平比较高,疼痛感觉会加重,月经后随着激素水平下降,疼痛感会逐渐消失。

另一类属于囊性增生,这类患者的年龄一般都在40~50岁之间,50岁后随着激素水平的降低,就不会有此类症状发生了。囊性增生主要是由于管腔扩张后形成囊状,特点是上皮增生明显,有的还会有化生,相当于癌变前的改变。但跟乳腺癌是两码事,只是有性倾向。

乳腺增生和乳腺癌是否有直接的关系,现在仍然不能确定。只有3%~5%的乳腺增生患者患乳腺癌。从另一个方面看,年轻人由乳腺增生转成乳腺癌的概率很小,年龄大的可能概率会大一些。有很多乳腺增生患者的疼痛感比较重,就担心自己患了乳腺癌,其实乳腺癌跟疼痛之间完全不是等号的关系,乳腺癌患者前期并没有疼痛的感觉。另外,乳腺癌是发展很缓慢的癌症。所以,即使有乳腺癌,只要积极治疗也是有解决办法的,患者的思想负担不要太大。

造成乳腺增生的原因较多,不良生活方式可导致乳腺增生。

乳腺增生是由性激素代谢紊乱，使体内雌激素分泌过量，导致乳腺组织产生增生性病变。现代医学认为：婚育、膳食、人的生存环境和遗传因素是乳腺增生发病的主要原因。人生存的外部环境如工作及生活的压力，均可使人体的内环境发生改变，从而影响内分泌系统的功能，进而使某一种或几种激素的分泌出现异常。现代社会里女性承担的压力在某种程度上较男性更大，均可能引起内分泌失调、自主神经紊乱，从而导致乳腺增生。女性的肥胖也会增加患乳腺增生的危险。因为人体内过多的脂肪能转化为类雌激素，刺激乳腺组织增生。大量摄取脂肪还会导致身体免疫功能降低，给癌症造成可乘之机。此外，情绪变化与乳腺增生病发生密切相关。日常工作、生活中有精神创伤、不幸生活事件、性格孤独抑郁、易激怒等不良心理与精神因素者，乳腺增生相对危险性增高。

1. 乳腺增生的预防

(1)保持心情舒畅，稳定情绪。情绪不稳或长期的压抑会抑制卵巢的排卵功能，出现孕酮减少，使雌激素相对增高，导致乳腺增生。

(2)适时婚育、适当哺乳。妊娠、哺乳对乳腺功能是一种较好的生理调节。因此，适时婚育、适当哺乳，对乳腺是有益的；反之，30岁以上未婚、未育或哺乳少甚至为了保持体形而拒绝哺乳的女性则易罹患乳腺增生。

(3)妇科疾病，应该积极治疗。患有其他妇科疾病也容易患有乳腺病，如月经周期紊乱、附件炎、子宫肌瘤患者患乳腺增生的发生率比较高。因此，积极防治妇科疾病，也是减少乳腺增生诱发因素的一个重要环节。

(4)为了早期发现乳腺增生,可经常做乳房自我检查。对于普通女性,乳腺的自我检查是非常重要的。一个月应该找一个时间平躺或坐下来,用 4 个手指并拢,平着捋自己的乳房,感觉一下有没有哪个部位有异物感,如果摸起来不太平就可能是长结节的位置。检查的时候要特别注意乳房的外上方,因为这个部位腺体最多,有 45% 的乳腺增生会发生在这里。除了外上方较常见外,内上方、内下方、外下方和乳晕处都可能出现增生。有的女性会随着月经的变化,乳房出现胀、轻微的疼痛,这是很正常的现象。

(5)适当调整饮食结构。①乳腺增生患者要忌辛燥刺激之品,如姜、蒜、韭菜、花椒、辣椒等;平时要少吃高脂、高蛋白、低纤维的食物,同时要戒烟、限酒。②乳腺增生者宜多喝酸奶,酸奶能减少脂肪的吸收,每天喝一瓶酸奶的妇女,患乳腺癌的危险性比不喝酸奶的人低。另外,红薯中含有抗癌物质去氢表雄酮,可以抑制乳腺癌的滋长。③多进食富含纤维素的蔬菜,在摄入高膳食纤维时,由于纤维可以影响胃的排空、小肠的吸收速度以及食物经过消化道的时间,促使脂肪吸收减少,脂肪合成受到抑制,就会使激素水平下降,从而可以有利于乳腺增生的恢复;多吃白菜、芹菜和豆制品;多吃海带可缓解乳腺增生患者的症状,近来研究表明,海带具有软坚散结、除湿化痰之功效,如果经常食用海带这种家常小菜,有助于乳腺增生的治疗,可缓解患者的不适。

(6)不能滥用雌激素类的保健品或长期使用美容化妆品、健美隆乳的丰乳保健品,更年期女性不宜长期过量使用雌激素。

(7)选择合适的内衣。平时应该穿有钢托、承托性好的内衣。内衣穿得不合适,过松或过紧也会影响乳房的发育及血液供应。

2.乳腺增生的治疗　中医认为乳腺增生主因情志不畅，肝气不得正常疏泻而气滞血瘀脉凝，冲任不调者，常伴有月经紊乱、面部色斑等现象。本病的治疗方法甚多。

(1)针灸的治疗方法：①体针，取穴屋翳、膻中、合谷、天宗、肩井、肝俞等，留针 20～30 分钟。②耳针，取穴乳腺、神门、内分泌等。③穴位注射，川芎注射液或当归注射液注射三阴交、期门、气海等穴。④电针，有报道取穴屋翳、膻中、合谷，另加一些配穴，根据患者的月经情况选择月经周期的不同时相，用电针治疗。

(2)乳腺增生的按摩法治疗：专家指出，出现乳腺增生后是可以进行按摩的，但要注意按摩的方位、力度、顺序、次数等。提供以下几种乳腺增生按摩法。①推抚法：患者取坐位或侧卧位，充分暴露胸部。先在患侧乳房上撒些滑石粉或涂上少许石蜡油，然后双手全掌由乳房四周沿乳腺管轻轻向乳头方向推抚 50～100 次。②揉压法：以手掌上的小鱼际或大鱼际着力于患部，在红肿胀痛处施以轻揉手法，有硬块的地方反复揉压数次，直至肿块柔软为止。③揉、捏、拿法：以右手五指着力，托起患侧乳房部，施以揉捏手法，一抓一松，反复施术 10～15 次。左手轻轻将乳头揪动数次，以扩张乳头部的输乳管。④振荡法：以右手小鱼际部着力，从乳房肿结处，沿乳根向乳头方向做高速振荡推赶，反复 3～5 遍。局部有微热感时，效果更佳。

(3)乳腺增生的药膳调理法：①金针猪蹄汤。鲜金针菜根、猪蹄 1 只。将鲜金针菜根与猪蹄加水同煮。吃肉，喝汤。每日 1 次，连吃 3～4 次。能清热消肿，通经下乳。乳腺增生的饮食疗法医师称适用于乳腺炎、乳汁不下。用法：宜秋冬季早晚空腹食用。②蒲公英粥。先煎蒲公英、金银花,去渣取汁,再入粳米煮作粥,任意服食,能清热解毒。乳腺增生的饮食疗法医师称适用于乳腺炎。

专家指出,做到早发现、早检查、早治疗是控制和预防乳腺肿瘤最有效措施。

(四)子宫肌瘤“养”大为患

在女性的一生中,子宫会遭遇许多“杀手”。子宫肌瘤是女性生殖器官中最常见的良性肿瘤,多见于30~50岁,以40~50岁最多见,其发病率为20%~30%,且呈逐年上升趋势。多数人误以为子宫肌瘤是因为体内激素分泌失衡所致,只要适当地补充雌激素就应该没什么问题了,抱着侥幸心理想着忍一忍就没什么事了,结果硬是给“养”大了。

子宫肌瘤的病因,多数学者认为与卵巢功能失调、雌激素水平增高、微量元素(如头发锌、铁、铜、锰)有关,同时与神经免疫系统的调节有关,在中医方面主要与气血瘀滞、痰热内蕴、痰湿阻滞有关。由它引起的月经不调、腹部肿块、压迫症状、疼痛、白带增多、不孕、循环系统症状等,对广大女性造成了很大的身心损害。临床实践还证实,肿瘤常并发输卵管、卵巢病变,也极易和子宫体腺癌和宫颈癌同时存在,是影响现代女性健康的重要原因。另外子宫疾病引起的夫妻性生活不和谐也是造成夫妻感情危机的重要因素之一。国内外均有调查显示:患有子宫疾病和子宫切除的女性,其离婚率较正常女性高20%以上。

因此,要爱护子宫,重视子宫疾病,积极预防与护理显得尤为重要,能够有效减少肌瘤的发生,不让子宫疾病扰乱夫妻生活、危害身心健康。

(1)养成健康的生活方式、形成有规律的生活是预防子宫肌瘤最有效的方式。抽烟、作息时间混乱都是导致子宫肌瘤发生的重要原因。

(2)合理饮食是预防子宫肌瘤的有效方法。常食脂肪类食物的女性,患上子宫肌瘤的概率较高,同时不合理的饮食搭配,将会导致体内激素不正常,从而诱发子宫肌瘤的发生。

(3)子宫肌瘤多属良性肿瘤,恶变的概率不大,患者应持平和的心态。肿瘤不大、增大不快、没有症状或症状轻微,可不必放在心上,正常生活、工作和学习,每半年做一次妇科检查,并将检查情况进行比较分析。

(4)注意避孕,严防人工流产伤害。子宫肌瘤的发生与人工流产次数呈正相关性已是一致的结论,采取积极有效的避孕措施显得尤为重要。

(5)不可滥用化妆品,尤其是含有雌激素或其他激素成分的药用化妆品,除了导致自身内分泌紊乱、月经失调外,还有可能导致外源性激素对子宫、子宫内膜、乳腺等过度刺激,诱发肿瘤或使原有肌瘤增大、变性。

(6)要加强锻炼,增强身体素质,提高免疫功能与抗病能力。适当运动可保持体内正常的雌激素水平。

(7)定期检查,强化饮食干预。一旦确诊为子宫肌瘤后,患者应定期进行复查,依据病情的发展采取有针对性的治疗措施。

(五)产后预防乳腺炎

产后乳腺炎是产褥期常见的一种疾病,多为急性乳腺炎,常发生于产后3～4周的哺乳期女性，所以又称为哺乳期乳腺炎。急性乳腺炎的致病菌多为金黄色葡萄球菌及溶血性链球菌，经乳头的裂口或血性感染所致。急性乳腺炎的病程一般分为3个时期。①早期：急性乳腺炎在开始时患者乳房胀满、疼痛，哺乳时更甚，乳汁分泌不畅，乳房肿块或有或无，皮肤微红或不红，或伴有全身不适，食欲欠佳，胸闷烦躁等。②化脓期：局部乳房变硬，肿块逐渐增大，此时可伴高热、寒战、全身无力、大便干燥、脉搏加快、同侧淋巴结肿大、白细胞增高，常可在4～5日形成脓肿，可出现乳房跳痛，局部皮肤红肿透亮，肿块中央变软，按之有波动感。若为乳房深部脓肿，可出现全乳房肿胀、疼痛、高热，但局部皮肤红肿及波动不明显，有时一个乳房内可同时或先后存在数个脓腔。③溃后期：浅表的脓肿常可穿破皮肤，形成溃烂或乳汁自创口处溢出而形成乳漏。较深部的脓肿，可穿向乳房和胸大肌间的脂肪，形成乳房后位脓肿，严重者可发生脓毒败血症。

本病属于中医学“乳痈”范畴，乳痈是发生于乳房部的急性化脓性疾病。其临床特点为：乳房部结块、肿胀疼痛，伴有全身发热，溃后脓出稠厚。常发生于哺乳期女性，尤以尚未满月的初产妇多见。《诸病源候论·妬乳候》云：“此由新产后，儿未能饮之，及饮不泄，或断儿乳，捻其乳汁不尽，皆令乳汁蓄积，与气血相搏，即壮热大渴引饮，牢强掣痛，手不得近也……”根据发病时期的不同，又有几种名称：发生于哺乳期者，称外吹乳痈；发生于妊娠期者，名内吹乳痈；在非哺乳期和非妊娠期发生者，名非哺乳期乳痈。其病因病机如下。①肝郁气滞：乳头属足厥阴肝经，肝主疏泄，能调节乳汁的分泌。若情志内伤，肝气不舒，厥阴之气失于疏泄，使乳汁发生壅滞而结块；郁久化热，热胜肉腐则成脓。②胃热壅滞：乳房属足阳明胃经，乳汁为气血所化生，产后恣食肥甘厚味而致阳明积热，胃热壅盛，导致气血凝滞，乳络阻塞而发生痈肿。③乳汁淤滞：乳头破损或凹陷，影响哺乳，致乳汁排出不畅，或乳汁多而婴儿不能吸空，造成余乳积存，致使乳络闭阻，乳汁淤滞，日久败乳蓄积，化热而成痈肿。

有关研究表明，初产妇得乳腺炎的要比经产妇多1倍，这是为什么呢？这是因为初产妇乳头皮肤娇嫩，耐受不了婴儿吸奶时对乳头的刺激，常造成乳头组织损伤，形成乳头裂口。尤其是乳头短，乳头勃起不良的更容易出现乳头裂口。裂口后因婴儿吸吮乳头时引起剧痛，所以喂奶时间就短，甚至不敢再让婴儿吸吮乳头，这便使大量乳汁淤积在乳腺内，以致奶乳在乳腺内逐渐分解，分解后的产物最适合细菌的生长。此时假如外面的化脓性细菌从乳头裂口侵入，将会在乳腺内迅速大量繁殖，于是便引起了乳腺炎。乳腺炎初发时，患者会感到突然发冷、寒战(哆嗦)，同时发热，有的还出现发高热、发炎，局部和整个乳房有刺痛或闪电样抽痛、跳痛，并逐渐加剧；乳量明显减少，乳房皮肤发红，整个乳房可肿大，有触痛感。由于发炎区域乳管堵塞，乳汁排出困难，因而便形成硬块。这时如能得到有效治疗，可不致化脓。否则，会形成乳腺脓肿，经过一段肿痛后，导致化脓。化脓后，经治疗，方可逐渐消肿，恢复健康。但是患化脓乳腺炎后，多数会影响以后乳汁的分泌。

急性乳腺炎应注意与炎性乳腺癌鉴别：①急性乳腺炎初起多发生在乳腺某一区段，而炎性乳腺癌细胞广泛浸润皮肤网状淋巴管，所以病变累及大部分乳房，且皮肤呈橘皮样外观。②炎性乳腺癌乳房内可触及巨大肿块，皮肤红肿范围甚广，但局部压痛及全身中毒症状均较轻，穿刺细胞学检查，可找到癌细胞确定诊断。

不管是剖宫产还是顺产，女性分娩后身体抵抗力都会明显下降，很容易感染各类疾病。同时，急性乳腺炎也与乳腺局部因素有很大关系。乳头过小或内陷、乳汁分泌过多或婴儿吮吸乳汁过少而没有及时将乳汁完全排空、哺乳姿势不正确、乳腺管不通畅等因素都会导致乳汁淤积，为细菌繁殖生长提供良机。另外，乳房出现破损或皲裂时，细菌也容易经由淋巴管而导致乳腺管感染。为了避免产后哺乳期发生急性乳腺炎，准妈妈们从妊娠后期就要开始着手预防。关于产后乳腺炎的预防与调护，有以下几个方面。①妊娠5个月后，经常用温热水或75%酒精擦洗乳头；孕妇有乳头内陷者，应经常挤捏提拉矫正，可用小酒杯叩吸。②应指导产妇合理哺乳，养成定时哺乳的习惯，保持乳汁排出通畅；乳汁过多时，可用吸乳器将乳汁吸尽排空，以防淤乳。③保持乳头清洁，如有乳头皲裂、擦伤，应及时治疗。④注意婴儿口腔清洁，不可让婴儿口含乳头睡觉。⑤乳母应保持精神舒畅，避免情绪过度激动，断乳时应逐渐减少哺乳次数，然后再行断乳。⑥手法按摩，操作前清洗双手、修剪指甲，患者平卧，涂抹润滑油（可用橄榄油），轻拉乳头数次，一手托起乳房，另一手拇指与其余四指分开，五指屈曲，拇指指腹由乳根部顺乳管走向乳晕方向呈螺旋状推进，另一手示指于对侧乳晕部配合帮助乳汁排出。注意拇指着力点在于向前推进，而不是向下压。两手要轻柔，避免顶触乳房增加病痛。根据病情，每日按摩1~3次，每次30分钟，每侧15分钟。⑦食疗：蒲公英粥，蒲公英60克、金银花30克、粳米50~100克，先煎蒲公英、金银花，去渣取汁，再入粳米煮作粥，可任意服食，具有清热解毒的功效，适用于乳腺炎、扁桃体炎、胆囊炎、眼结膜炎等症。金针猪蹄汤，鲜金针菜根15克（或干金针菜24克）、猪蹄1只，将鲜金针菜根与猪蹄加水同煮，肉汤同食，每日1次，连续服用3～4天，宜秋冬季早晚空腹食用，具有清热消肿、通经下乳的功效，适用于乳腺炎、乳汁不下等症。⑧针灸：取肩井、膻中、足三里、列缺、膈俞穴，用针刺泻法，留针15～30分钟，每日1次。

（六）“更年期”是怎么回事

绝经是每个女性都要经历的，女性绝经之后，身体内的雌激素会慢慢下降，子宫会慢慢萎缩，卵巢功能也逐渐退化，而且还会有一些其他的症状伴随而来，这个周期就是“更年期”，也叫围绝经期。更年期的表现会因人而异，每个人轻重不一样，但症状大致相同。正常的情况下，女性在45～55岁的时候，会迎来绝经期，更年期也大概从这个时候开始。每个人绝经的时间也有所不同，有的几个月结束，也有的女性会持续几年。女性往往会伴随困倦、抑郁、易怒、全身酸痛、多汗、潮热等表现。围绝经期综合征出现的根本原因是生理性或病理性或手术而引起的卵巢功能衰竭。卵巢功能一旦衰竭或被切除和破坏，卵巢分泌的雌激素就会减少。女性全身有400多种雌激素受体，分布在女性全身几乎所有的组织和器官，接受雌激素的控制和支配，一旦雌激素减少，就会引发器官和组织的退行性变化，出现一系列的症状。①月经周期改变是围绝经期出现最早的临床症状，分为3种类型：月经周期延长，经量减少，最后绝经；月经周期不规则，经期延长，经量增多，甚至大出血或出血淋漓不断，然后逐渐减少而停止；月经突然停止，较少见。由于卵巢无排卵，雌激素水平波动，易发生子宫内膜癌。对于异常出血者，应行诊断性刮宫，排除恶变。②血管舒缩症状：临床表现为潮热、出汗，是血管舒缩功能不稳定的表现，是围绝经期综合征最突出的症状。潮热起自前胸，涌向头颈部，然后波及全身，少数妇女仅局限在头、颈和乳房。在潮红的区域患者感到灼热，皮肤发红，紧接着烘热汗出。持续数秒至数分钟不等，发作频率每天数次至 30～50 次。夜间或应激状态易促发。此种血管功能不稳定可历时 1 年，有时长达 5 年或更长。

更年期综合征在中医上叫作“经断前后诸证”，本病的发生与绝经前后的生理特点有密切关系。女性 49 岁前后，肾气由盛渐衰，天癸由少渐至衰竭，冲任二脉气血也随之而衰少，在此生理转折时期，受内外环境的影响，如素体阴阳有所偏胜偏衰，素性抑郁，宿有痼疾，或家庭、社会等环境改变，易导致肾阴阳失调而发病。“肾为先天之本”，又“五脏相移，穷必及肾”，故肾阴阳失调，每易波及其他脏腑，而其他脏腑病变，久则必然累及肾，故本病之本在肾，常累及心、肝、脾等多脏、多经，致使本病证候复杂。

很多女性对更年期健康知识的缺乏导致了对更年期的顾忌甚至恐慌，造成了较大的情绪波动，加重了更年期的不适。因此，要加强更年期的保健措施。首先，注重自身内在气质和外在形象的提升。保持一个健康的心态，远离人老珠黄的心理暗示，每天把自己打扮得漂漂亮亮的，做自信的女人；多参加社会活动，保持良好的心理状态；通过培养广泛的兴趣来养成乐观的态度。其次，养成良好的生活习惯，学会自我监测、定期体检，把每一次体检的内容和报告单各项指标详细记录下来，方便自己实时监测自己的身体状态，形成良好的健康管理意识，做到自己的身体自己心里有数。再次，调整饮食习惯，合理膳食，注意营养调节。进入更年期后，人体代谢和生理功能发生改变，此时对营养的补充应以保证和满足必需的活动能量为原则，具体有以下几点要求：①膳食清淡，少吃或不吃富含胆固醇和饱和脂肪酸食物及过多的甜食，要摄入优质脂肪，如动物性海产品中所含的脂肪比较优质，可适当增加海产品摄入的频率。②足量维生素，如维生素 D 有助于调节钙、磷矿物质代谢，谷类和食用油脂中的维生素 E 有助于防止机体组织细胞老化及色素沉着等，但不建议使用激素治疗和直接口服相关维生素含片等成品，应从相应蔬菜、水果中获得补充。③优质蛋白适量摄入，主要来源于鱼虾、畜禽肉类、蛋类、奶类、大豆及其制品，大豆及其制品中的大豆异黄酮可以缓解更年期不适。④补充膳食纤维，如蔬菜、水果及一些全谷类食物，对于易发生便秘的绝经期女性有很大帮助。最后，更年期女性体重会急剧增加，伴随出现焦虑、情绪低落、自暴自弃，有人甚至通过增加进食来缓解压力。这时候，运动才是最好的缓解压力的方法，每天坚持规律的有氧运动，既可以管理好体重，也可以放松心情，排解不良情绪。运动要注意以下几点：①运动前，应先做准备活动，防止突然剧烈活动造成的心慌、气促、晕倒等现象。②动静适度，以“轻、柔、稳”为原则，在体育锻炼初期，宁少勿多，宁慢勿快，循序渐进，以免造成内脏或躯体的伤害。③持之以恒，才能收到良好的体育锻炼效果。④运动后，应进行整理活动，使身体逐渐恢复到正常状态，有利于全身脏器的调整，防止不利因素发生。

更年期综合征是女性人生道路上的一个重要生理阶段，每位女性都应正确对待，从知识上、思想上、精神上有准备地迎接这一自然生理变化的到来。更年期综合征症状的出现与自己的心理状态及外界社会环境因素有密切关系，进入更年期的女性应克服消极性格的变化，要克服虚荣心、自卑心、嫉妒心，加强自身修养，如此才能平安愉快地走过这一人生阶段。

（七）产后抑郁不可小觑

产后抑郁症是指女性于产褥期出现明显的抑郁症状或典型的抑郁发作，与产后心绪不宁和产后精神病同属产褥期精神综合征。发病率在15% ~30%，典型的产后抑郁症于产后6周内发生，可在3 ~6 个月自行恢复，但严重的也可持续1 ~2 年，再次妊娠则有20% ~30%的复发率。其临床特征与其他时间抑郁发作无明显区别。

产后抑郁属于中医“郁证”范畴，是由情志不舒、气机郁滞所致，以心情抑郁、情绪不宁、胸部满闷、胁肋胀痛，或易怒喜哭，或咽中如有异物梗塞等症为主要临床表现的一类病证。郁证成因主要为七情所伤，情志不遂，或郁怒伤肝，导致肝气郁结而为病，故病位主要在肝，但可涉及心、脾、肾。肝喜条达而主疏泄，长期肝郁不解，情怀不畅，肝失疏泄，可引起五脏气血失调。肝气郁结，横逆乘土，则出现肝脾失和之证。肝郁化火，可致心火偏亢。忧思伤脾，思则气结，既可导致气郁生痰，又可因生化无源，气血不足，而形成心脾两虚或心神失养之证。更有甚者，肝郁化火，火郁伤阴，心失所养，肾阴被耗，还可出现阴虚火旺或心肾阴虚之证。理气开郁、调畅气机、怡情易性是治疗郁病的基本原则。

近几年，在各大媒体上经常看到这样令人悲痛的新闻，如“妈妈先将年仅1岁半的双胞胎弟弟掐死装入袋子，后绑着双胞胎哥哥投河自尽”“女子产后抑郁症突发，怀抱5月大女儿跳楼”等，这就是典型的因产后抑郁症而导致的扩大性自杀。月子中的产妇，一般都会有抑郁的倾向，但这算不上产后抑郁，通常被称为Baby Blue，也叫产后情绪低落，这主要是产后雌激素水平波动较大引起的，一般都不会导致严重的后果，不经过治疗也能痊愈。而真正的产后抑郁症，从生产到产后2～3年都有可能发生，并且在产后6个月左右达到发病的高峰；6个月后，新诞生的生命可能不再继续成为家庭最为关注的头等大事了，妈妈能获得的社会和家庭支持明显减少；6个月后，宝宝先天的免疫力耗尽，疾病的发生概率极高，护理的难度明显提高；此外，产假休满，新手妈妈会面临重返工作岗位、重新回归社会的压力等，这些都是诱发产后抑郁症的原因。

1. 产后抑郁的常见表现　对于普通家庭成员来说，由于不是专业的从医人员，并不需要掌握专业的诊断方法，只需关注产妇的日常表现即可，一旦出现类似表现，就应该引起警惕。女性产后抑郁的常见表现可以分为以下几类：①情绪异常，如产后爱哭、烦躁不安、一点小事也能激起恼怒，无法照料自己和孩子，长时间感到情绪低落、愁苦及悲惨，早上或入夜时分情况较为严重，有时白天情绪低落，夜晚情绪高涨，呈现昼夜颠倒的现象。②淡漠自闭，如不愿意和家人交流，说话常常表现得非常不耐烦，整日把自己关在房间甚至不开灯。③自觉生活无意义，如对以往的享受觉得不再被吸引,以往的兴趣亦变得无聊,对日常活动缺乏兴趣。常感到脑子反应迟钝,思考问题困难,主动性下降,流露出对生活的厌倦,对生活失去信心,特别是对性生活失去兴趣,进一步影响双方的关系。④自我评价降低,如总觉得自己特别失败,什么事情都做不好,甚至打翻奶瓶这样的小事都会引起伤心并且不肯原谅自己。

2. 产后抑郁的预防和治疗　如何最大限度地预防和治疗产后抑郁,已经成为一个不可忽视的社会话题,常用的简单而又行之有效的方法包括心理治疗和物理治疗。

(1)心理治疗

1)支持性心理治疗:支持性心理治疗又称支持疗法,是指在医护过程中,医护人员对患者的心理状态合理地采用劝导、鼓励、同情、安慰、支持以及理解和保证等方法,可有效消除患者的不良情绪,使其处于接受治疗的最佳心理状态,从而保证治疗的顺利进行,使疾病早日康复。

2)人际心理治疗:这项抑郁症心理治疗方法主要用于治疗成人抑郁症急性期发病,旨在缓解抑郁症状,改善抑郁患者的一些社交问题。抑郁症患者常见的人际问题包括不正常的悲伤反应、人际冲突、角色转变困难和人际交往缺乏4方面。

3)音乐疗法:抑郁症心理治疗方法中最受患者欢迎的一种,莫过于音乐疗法。大脑边缘系统和脑干网状结构对人体内脏及躯体功能起主要调节作用,而音乐对这些神经结构能产生直接或间接影响。

4)焦点转移:如果产后的确面临不愉快的生活事件,甚至问题棘手难以解决,不要让精力总是集中在不良事件上。越想不愉快的事心情就会越不好，心情越不好越容易钻牛角尖，心情就会越发低落，陷入情感恶性循环的怪圈中。所以要适当转移自己的注意力，就是将注意力转移到一些愉快的事情，关注自己的喜好，不仅思维上转移，还可以身体力行参与力所能及的愉快活动。

5）行为调整法：鉴于女性生产后不适于做剧烈的运动，但一些适当放松的活动是非常必要的，例如深呼吸、散步、打坐、冥想平静的画面、听舒缓优美的音乐等。

6）倾诉宣泄法：找好友或亲人交流，尽诉心曲，大哭一场也无妨，尽情宣泄郁闷情绪。

7）角色交替法：别忘了虽然已为人母，但仍是老公的娇妻、父母的爱女，谁也不可能只做 24 小时全职妈妈，所以要给自己换个角色享受娇妻、爱女的权力。

8）自我鼓励法：自我欣赏，多看自己的优点，多看事物的好处，多想事情可能成功的一面。

9）自我实现法：生儿育女只是女性自我实现的一种方式，但绝不是唯一的方式，所以不要忘了还有其他自我实现的潜力和需要的方式。也许趁着休产假的时间还能关注一下自己有无擅长的事业，等产假结束就会有改头换面的新形象出现。

（2）物理治疗

1）颅微电流刺激疗法：通过微电流刺激大脑，能够直接调节大脑分泌一系列有助于改善抑郁症的神经递质和激素，它通过提高5-羟色胺（5-HT）的分泌量，促进去甲肾上腺素的释放，增强神经元活动的兴奋性，从而起到缓解个体抑郁情绪的效果。

2）电休克治疗：抑郁症患者应严防自伤和自杀，对于自杀观念强烈者应用电休克可示中医穴位按摩，可改善产后抑郁患者的心理状态和生活质量。运动疗法、亮光治疗、音乐治疗、饮食疗法等也可用来辅助治疗产后抑郁。

（八）妊娠呕吐怎么办

妊娠呕吐是指孕妇在早孕期间经常出现择食、食欲不振、轻度恶心呕吐、头晕、倦怠，称为早孕反应，一般于停经40天左右开始，孕12周以内反应消退，对生活、工作影响不大，不需特殊处理。而少数孕妇出现频繁呕吐，不能进食，导致体重下降，脱水，酸、碱平衡失调，以及水、电解质代谢紊乱，严重者危及生命。发病率为0.1%～2.0%，且多见于初孕妇，早孕时多见，极少数症状严重，可持续到中、晚期妊娠，预后多不良，恶性呕吐是指极为严重的妊娠剧吐，患者可因酸中毒、电解质紊乱，肝肾功能衰竭而死亡。

中医称妊娠呕吐为恶阻、子病、病儿、阻病等。妊娠呕吐分轻、重两种。轻症表现为反复呕吐、厌食、偏食、倦怠乏力，有时伴有失眠和便秘，但体温、脉搏正常，体重减轻不明显，尿酮体检查为阴性。重症又称妊娠剧呕，常频繁呕吐，不能进食，呕吐内容物除食物、黏液外，还有胆汁或咖啡色样食物，严重者出现水及电解质代谢紊乱，尿酮体检查为阳性，体重常可减轻5%以上。

1. 发病机制　中医认为妊娠呕吐的发病机制是冲脉之气上逆、胃失和降所致，或脾虚不运、痰湿内生而致呕吐。此外，也可因肝胃不和、肝旺伤胃、胃失和降而致呕吐，也可见到因情志不畅所致，如对妊娠恐惧和焦虑也可致妊娠呕吐。临床上一般分为脾胃虚弱与肝胃不和两种类型，前者可见恶心、呕吐清水、厌食、精神倦怠、嗜睡等症，治疗以健脾和胃、降逆止呕为主；后者可见恶心、呕吐酸水或苦水、胸胁胀痛、精神抑郁、口苦、烦躁等症，治疗宜平肝和胃、降逆止呕。

2. 病因　造成妊娠呕吐的原因主要有以下几个方面。

(1)内分泌因素：人绒毛膜促性腺激素(HCG)水平增高，目前认为妊娠剧吐与孕妇血中 HCG 水平急剧上升有关。因为一方面，早孕反应的发生和消失过程与孕妇血 HCG 变化时间相符；另一方面，多胎妊娠、葡萄胎患者 HCG 值显著增高，发生妊娠剧吐的比例也增高，而妊娠终止后，呕吐消失，但病情轻重与血 HCG 水平并不一定呈正相关。

(2)甲状腺功能改变：妊娠剧吐患者 60% 有短暂的甲状腺功能亢进，甲状腺激素升高一方面是由于 HCG 水平升高刺激甲状腺分泌活性；另一方面甲状腺分泌一种 HCG 变构体而更加刺激甲状腺活性，患者呕吐的严重程度与游离甲状腺激素和促甲状腺素水平明显相关。

(3)神经因素：一方面妊娠早期大脑皮质的兴奋性升高而皮质下中枢的抑制性降低，从而使丘脑下部的各种自主神经功能紊乱，引起妊娠剧吐；另一方面，妊娠后子宫随妊娠月份增大，子宫内感受器受刺激，传导到大脑中枢而引起放射性反应，产生恶心、呕吐。

(4)其他因素：①维生素缺乏，尤其是维生素 B_6 缺乏可导致妊娠剧吐。②过敏反应，已发现几种组胺受体亚型与呕吐有关，临床上抗组胺治疗呕吐有效。③幽门螺杆菌增多，与无症状的孕妇相比，妊娠剧吐患者血清抗幽门螺杆菌的 IgG 浓度升高。

(5)精神及社会因素：恐惧妊娠，精神紧张，情绪不稳，依赖性较强以及社会地位低下,经济条件差的孕妇易患妊娠剧吐。

3. 诊断　诊断妊娠呕吐,可以借助实验室检查和一些常用的诊断要点。

(1)尿液检查:患者尿比重增加,尿酮体阳性,肾功能受损时尿中可出现蛋白和管型。

(2)血液检查:血液浓缩,红细胞计数增多,血细胞比容上升,血红蛋白值增高;血酮体可为阳性,二氧化碳结合力降低;肝、肾功能受损时血胆红素、转氨酶、肌酐和尿素氮升高。

(3)眼底检查:严重者出现视网膜出血。

(4)心电图检查:低钾血症可引起心律变化及心肌损害,表现为心电图异常。

4. 诊断要点

(1)根据停经以及停经 40 天左右开始的恶心、呕吐及呕吐程度逐渐加重等病史和妇科检查存在早期妊娠的体征,以及尿 HCG 升高和诊断性超声所示妊娠图像,本病诊断并不困难,但首先须确定是否妊娠。

(2)然而必须记住,妊娠剧吐是个排除性诊断,在诊断本病的时候,除了要抓住延长而严重的恶心、呕吐、脱水、酮症及体重下降等特征外,还应当注意与其他疾病鉴别。

(3)在妊娠剧吐的患者中,还应当通过认真的检查和辅助检查区分出滋养细胞疾病和多胎妊娠,这点做起来实际并不困难,B 型超声检查特别有用。

(4)要明确是否有消化道慢性幽门螺杆菌感染,可进行血浆幽门螺杆菌抗体检测、呼气试验或 PCR 法检测幽门螺杆菌基因组。

(5) Asakura 等(2000 年)提出测定反相 T_3(rT_3)血浆水平作为估量妊娠剧吐严重程度的一个指标,与体重减轻相关的生化指标[游离 T_3、游离 T_4 和不饱和脂肪酸(NEFA)]中,以往 NEFA 由于其与脂肪溶解的速度相关而被取来作为妊娠剧吐严重程度的指标,而 Asakura 等研究发现只有 rT_3 与体重减轻和脂肪溶解速度两者都直接相关,故提出以测定血浆 rT_3 水平来估价妊娠剧吐严重程度。

5. 治疗　妊娠呕吐不建议口服药物治疗,因为药物对母体及胎儿有较大的副作用,故推荐一些简单的食疗和外治疗法。

(1) 食疗:①鲜姜汁 1 汤匙、甘蔗汁 1 杯,共调匀,加热温服。本方用治孕妇呕吐,饮食难下,具有健胃、下气、止呕之功效。②鲜姜 200 克、韭菜 200 克、白糖适量。将韭菜、生姜切碎,捣烂取汁,用白糖调匀饮汁。本方用治妊娠后恶心、呕吐、不思饮食之症,具有温中止呕、行气和中的作用。③鲜姜 15 克、萝卜籽 15 克、柚皮 15 克。用水 1 碗,煮成半碗后服。本方用治妊娠呕吐,具有温中止呕的作用。④鲜姜 5 克、灶心土 30 克,水煎服。妊娠早期反复出现恶心、呕吐、头晕、厌食甚至食入即吐者,称为妊娠恶阻,主要机制为胃失和降,冲脉之气上逆所致。⑤生姜 12 克、茯苓 12 克、半夏 6 克,水煎服。本方主治妊娠初期,恶心、呕吐者。⑥鲜姜30 克、白糖 30 克。水煎服。本方主治妊娠呕吐者。每日频频饮用,具有良好的止呕作用。⑦老姜 9 克,柚皮 18 克。姜切成片,与柚皮一起入锅,加一杯水煮,至半杯水的量,取出残渣,等凉后再食用。老姜有止呕作用,柚皮有抑制上逆的功能,故治疗孕吐颇有功效。但本方稍有刺激性,不可过量服用。⑧鸡蛋 1 只、白糖 50 克、米醋

100克。加水适量同煮,熟后吃蛋喝汤,每日2次。⑨活鲤鱼1条。洗净隔水蒸熟,食之(不可放油、盐等调料)。⑩活鲤鱼1条、粳米100克,鱼洗净与粳米共煮粥,每日2次食之。⑪绿豆10克、扁豆15克、刀豆15克、生姜5克,煎水代茶。

(2)外治法:①按压内关穴(手臂内侧,腕上二寸,二筋之间)、足三里(外膝眼直下三寸,胫骨外缘一横指处),每次3~5分钟。②生姜30克、乌梅10克。共绞汁擦舌,每日数次。③丁香15克、半夏20克、生姜30克。前两味研末,生姜煎浓汁,共调成糊状,取适量敷脐部,每日1次,连用3~4日。④陈艾叶250克、苍术30克。揉碎后用细麻纸卷成条状(要卷紧),点燃后灸中脘穴(脐上四寸)、内关穴、足三里。灸时离皮肤一寸左右,至局部皮肤潮红为度。

四、儿科疾病

(一)“要想小儿保平安,须忍三分饥与寒”

1. 小儿食积　食积是因小儿喂养不当,内伤乳食,停积胃肠,脾运失司所引起的一种小儿常见的脾胃病证。少数患儿食积日久,迁延失治,脾胃功能严重受损,则会导致小儿营养和生长发育障碍。

小儿食积的病因主要是喂养不当,进食无节制,过多吃零食,引起胃肠道消化和吸收功能障碍。有积食的小儿表现为胃口不佳、口臭、舌苔厚腻,大便呈臭味,含有不消化食物残渣,患儿有时伴嗳气、呕吐、大便秘结、腹部隆起、睡眠不安、磨牙,夜间常有惊哭。如不治疗,久而久之,可引起体重下降,发育不良。

因此,对小儿食积,首先应重视预防,要调节饮食,注意避免吃巧克力、油煎食品等脂肪过高的食物以及过多地吃糖果,饮食需定时,多吃含有丰富维生素、矿物质的各种蔬菜。鱼、蛋、精肉、豆制品等含有质量较高又易消化的蛋白质,是小儿较好的食品。

在治疗上,有中药内服、推拿捏脊、针四缝、食疗等方法。

如果遇到小儿发生食积时,可选用下列任何一种方法调治,其疗效都比较理想。

(1)常喝谷芽麦芽水:谷芽麦芽水作为日常饮料是个不错的办法。以谷芽、麦芽各 15 克,加水煮沸后小火再煮 15 分钟即可。谷芽、麦芽(中药店可以购买)是“焦三仙”的两味主药,有生发胃气、消食导滞的功效,且谷、麦是日常主食,以其胚芽煎水,气味清淡宜人。

(2)糖炒山楂:取红糖适量(如体内有热口干者改用白糖或冰糖),入锅内沙化(为防炒焦,可加少量水),加入去核的山楂适量,再炒五六分钟,闻到酸甜味即成。每顿饭后吃一点或者煎水喝。

(3)内金干饼:将 3 ~5 个鸡内金焙干,研末,与适量的面粉、盐、水掺合,擀成薄饼烙熟,可作主食,也可当点心吃。

(4)巧用陈皮:陈皮对治疗脾胃气滞所引起的消化不良、脘腹胀满有较好的疗效,家长在烹饪时巧用陈皮不但除腥味,而且能理气调中,健脾导滞,可起到很好的食疗作用。

(5)捏脊:让孩子俯卧,家长用双手的示指和拇指提捏小儿脊柱皮肤肌肉(可以在后背抹上一点滑石粉,防止擦伤皮肤),一般捏 3 次提 1 次,先从颈部到腰部,再由腰部到颈部反复 10 次左右,直至皮肤潮红为止,手法一定要轻柔,不要让孩子感觉很痛不配合。每晚一次,这样按摩 2 天,就会感觉到孩子的食欲有所增进。

(6)摩腹:让孩子平躺在床上,家长以中指指腹或掌根揉按肚脐部位;也可以四指指腹放在孩子的腹部,动作轻柔地做圆周运动,以促进肠蠕动,帮助孩子消化。

2. 小儿感冒　感冒是小儿时期常见的一种外感疾病,主要是外感风邪所致。临床以恶寒发热、头痛、鼻塞、流涕、打喷嚏、咳嗽等为主要临床表现。一年四季均可发生,但以冬春两季发病率最高。一般症状较轻，预后良好，但因体质较弱以及年龄很小，临床症状较重，病情复杂，常有挟痰、挟滞、挟惊等兼证。因此对小儿感冒及时有效的预防及护理至关重要。

《素问·刺法论》云："正气存内，邪不可干"，说明人体正气充足，外邪就不易侵犯机体而发病。秋冬之交，可以让小儿多食一些高蛋白、高维生素的食物，每天早上起床后喝一杯白开水，既能补充水分、润肠通便，又能达到排毒的功效。多吃一些橘红色蔬菜，如胡萝卜、南瓜、西红柿、山楂等，其中所含的胡萝卜素可预防感冒。秋冬燥热，可食一些滋阴润燥的水果如梨、核桃等，它们都有很好的通便泻火的功效。

日常护理包括日常饮食的护理和生活起居的护理。

(1)饮食护理：患儿生病期间应食用清淡和流质型饮食，远离刺激性和辛辣的食物。根据医生建议，患儿饮食应以稀饭、面条和柔软的面包为主，协调脾胃功能。倘若为风寒患儿，应避免寒凉药物和食物，切不可使用物理降温方法，例如酒精擦拭。可适当给予姜糖水口服，患儿出汗则属于好转迹象，还有枇杷水和冰糖雪梨，均有滋阴润肺和止咳平喘作用。

(2)生活起居护理：①应根据儿童不同生长发育时期活动的特点，选择适合于儿童活动和体育锻炼的项目，增加室外活动，多晒太阳，增强机体的抗病能力。②秋冬之交，不要过早地添加厚衣，以免火郁于内，而易于感冒。③讲究卫生，勤洗澡换衣，保持室内空气新鲜。④根据气候变化，增减衣物，注意冷暖调摄，不要在儿童大汗淋漓之时脱衣、换衣。⑤患病期间，多食用易消化食物，加强清洁卫生护理。⑥在疾病流行季节，应少去公共场所，外出要戴口罩,避免与患病儿童接触。⑦注意病情变化,咳嗽时可轻拍背部以利于痰液的排出。

(3)预防感冒的方法

1)香袋疗法:防风、大黄、柴胡、苍术、细辛、麻黄、艾叶各等分研细末,装入自制的香包中,制成防流感香袋,佩戴于胸前,每15天更换1次,也可有效地防治感冒。

2)推拿疗法:①按揉百会,患儿取坐位,家长用拇指在百会穴上轻轻地按揉,约2分钟。②摩腹,患儿取仰卧位,家长坐于患儿的右侧,用手掌放于患儿的腹部,做逆时针方向的摩动,约100次。③按揉足三里,家长用拇指轻轻按揉患儿两侧的足三里穴,每穴按揉1分钟。④捏脊,患儿取俯卧位,家长用两手拇指、示指、中指对称捏起患儿背部的皮肤,从尾椎捏至大椎穴,捏3~5遍。

以上操作每天可早晚各做1次,一般宜在清晨或饭前进行,7天为1个疗程,休息3天,再进行第2个疗程的治疗。

3)穴位贴敷:于每年的初伏、中伏、末伏的第一天和一九、二九、三九的第一天,用中药穴位贴敷,贴敷于大椎、肺俞、心俞、膈俞等穴位,主要药物成分是白芥子、甘遂、延胡索、麝香等药物,药研细末,最后用姜汁调和涂抹贴敷,应根据患儿的体质及中医的辨证调整部分药物。可以起到扶正固本、调节阴阳、清宣肺气、健脾益肾、化痰平喘、增强免疫功能的作用,从而可调动人体潜能、激发正气、抵抗外邪、预防疾病。不过由于人的皮肤耐受程度不同,贴敷后要注意观察,如果皮肤没有不良反应,可适当延长贴敷时间。如果在胶布处出现发痒、发热、微痛,应立即取下药膏。即使上述症状不严重,也要减少贴敷时间,最多贴1~2个小时。

4)中药预防:生贯众3~9克,水煎服,每日1剂,分3次服用,连用3天。食醋2~5毫升/立方米,加水1~2倍,置于容器内加热使之全部气化完为止,每日1次,连用数天。

知识链接:

易感儿童平时也可做保健操

(1)以两手掌快速互擦,发烫为止,然后用擦烫的手按在前额,先按顺时针方向环摩面部50次,再按逆时针方向摩面50次,使面部微红有温热感。

(2)以两手示指在鼻两侧做快速上下推擦,用力不宜过重,以局部产生的热度向鼻腔内传导为度。

(3)以双手拇指和示指搓揉双侧耳垂,反复操作1~3分钟,以耳垂发红、发热为度。

(4)以全掌横擦肩背部,以透热为度。

(5)按揉合谷、曲池穴各50次。本法每天进行1次,流感严重时,可增加1~3次。本法具有宣肺利窍,通阳固表,预防感冒、支气管炎等作用。长期按摩,可提高抗感冒能力。

(二)预防小儿尿床

超过3岁尚不能控制排尿的称为遗尿症,俗称尿床。多见于10岁以下儿童,偶可延长到青春期。有的家长认为儿童尿床是天经地义的,可是如果儿童过了5岁,仍然经常尿床就需要重视了。5岁以上的儿童每月尿床2次以上超过3个月,而没有其他神经和泌尿系统疾病就可以诊断为遗尿症。

尿床儿童多数精神惶恐不安、自卑、缺乏自尊，夜间不敢入睡，白天不敢与伙伴一起外出活动。家长除了操心、生气外，还增加了许多家务卫生工作，故儿童遗尿应引起关心和重视。

1. 小儿尿床的病因　考虑与以下因素有关。

（1）精神因素：是小儿尿床的常见原因。如小儿白天过度疲劳；晚上睡前过于兴奋；遭受惊吓；骤换新环境等。

（2）父母的因素：小儿尿床与父母对其不正确教养习惯有关。实际上孩子在很小的时候就可接受排尿训练，这方面，中国的父母要比西方的父母强得多，中国的父母多给孩子用尿布，大一点时就进行把尿训练。如果给孩子用纸尿裤时间太长，夜里又没有叫醒孩子去厕所的习惯，都会导致小儿没有养成良好的控制排尿的习惯，而出现尿床。从这一点上看，小儿尿床的原因在父母。

（3）疾病因素：少数小儿患有蛲虫病、膀胱炎、尿道炎、外阴炎、隐性脊柱裂、癫痫、大脑发育不全等疾病，这也是尿床的原因之一，但所占比例较小。

（4）遗传因素：尿床与遗传有关。若父母双方均有尿床史，则孩子发生尿床概率为75%；若父母有一方有尿床史，则孩子发生尿床概率为44%；若父母双方均无尿床史，则孩子发生尿床概率仅为15%。

（5）睡眠过深：尿床孩子的睡眠觉醒功能发育迟缓，晚上都睡得很沉，不易叫醒，甚至有的孩子怎么叫都不醒，即使把自己衣服尿湿了也不知道。

（6）抗利尿激素（ADH）分泌减少：ADH是下丘脑产生的，通过提高远曲小管和集合管上皮细胞对水的通透性，使水的重吸收增加,尿量减少。部分孩子因夜间 ADH 分泌不足,尿量增多而发生尿床。

2. 小儿尿床的治疗　对于小儿尿床的治疗,应首先从教育、心理、生活习惯及膀胱训练着手,其次考虑药物治疗。

(1)对父母及患儿解释其遗尿是正常发育的一个阶段,得到父母及患儿的配合以及父母的指导尤为重要。

(2)多数尿床儿童都有不同程度的心理问题。因尿床产生的心理阴影和情绪负担会导致孩子自卑,性格内向,不爱交往,不敢参加夏令营、军训、旅游等集体活动。对此家长不可抱怨、责怪孩子,更不能恐吓、打骂孩子,否则加重孩子的心理负担,对治疗不利。在这一方面需要家长耐心教育,理解孩子,尊重孩子,使他们有信心战胜疾病。当孩子尿床减少时,应给予鼓励,消除孩子的精神负担是治疗成功的关键。

(3)建立合理的生活制度:帮助孩子制定作息时间表,让他们的生活有规律。白天不要玩耍过度,使孩子太疲劳,中午安排午睡 1~2 小时。不要长时间看电脑、电视以及打电子游戏,晚上睡前不要太兴奋,早点上床睡觉。

(4)让孩子养成夜间起床排尿习惯:因孩子夜间尿床多在固定时间,所以要在孩子经常尿床的时间前 30 分钟左右叫醒孩子去排尿。年龄大些的孩子可用闹钟叫醒他们,使他们在清醒状态下去厕所把尿排尽。即使冬天天气很冷,也要按时叫醒孩子下床排尿,不能怕感冒而使尿床不易纠正。

(5)白天可以督促孩子进行排尿功能训练。具体如下:让孩子饮水,延缓排尿,直至不能耐受为止。在排尿时让孩子突然停止一会儿,然后继续排尿。对于年长儿还可以做括约肌的训练,帮助控制排尿。括约肌训练可分为两个步骤,先让患儿紧闭双眼,然后睁大眼睛,每天做3~5分钟,持续1周;接着教患儿在仰卧位时,双足交替背屈和趾屈。

(6)干燥入眠法:孩子的被褥要保持干燥。科学研究证明,如果一整晚让宝宝睡在潮湿的床上,很容易会强化尿床这件事情。潮湿的床更容易让孩子产生尿意。

(7)饮食纠正法:对经常尿床的孩子,晚饭要吃得淡一些,晚上应少饮水和不要吃含水量多的水果。临睡前不宜喝奶,以减少孩子膀胱的贮尿量,让孩子睡前养成小便的习惯。平时宜常进食具有补肾缩尿作用的食物,如羊肉、狗肉、虾、雀肉、田鸡、狗肾、鸡肠等;健脾补肾的药粥,如山药、芡实、莲子、薏米、金樱子等,也可变换食用。

(8)中医辨证论治:①黄芪、覆盆子各15克,党参20克,白术、金樱子、益智仁、桑螵蛸各10克。水煎服,日1剂,分2次服。②乌药、益智仁各等量。共研成细末,用山药粉和为丸。每日12~18克,分2次服。③白果适量,益智仁6克,鸡蛋1个。药研细面,把鸡蛋开一小孔将药面放入,煮熟,每日2个,2次吃完。3~5日痊愈。

(三)解决小儿便秘,中医推拿有方法

很多家长都有过这样的痛苦经历,孩子因为种种原因导致便秘,因为条件的限制又不能及时到医院就医,束手无策。小儿便秘表现为大便干燥难解,数日一行,虽然不是大病,但长期、反复便秘

的儿童，可能会发展为肛裂便血、痔疮等。另外，小儿便秘也与口臭、龋齿、肥胖有一定的关系，甚至会影响孩子的精神、食欲、生长发育和生活质量。

如果家长能掌握一些小儿推拿的方法，就可以从容面对，解决孩子的疾病痛苦。中医常将小儿便秘分为实热、阴虚、食积 3 种类型。专家指出，根据小儿“肝常有余，脾常不足”“肺脏娇嫩”的生理特点，治疗小儿便秘应补其不足、泻其有余，临床宜攻补兼施，以健脾行气通便为治则，可采用口服中药汤剂或推拿手法进行治疗。对于服药困难或不愿服药的便秘患儿，采用推拿手法也能取得较好疗效。①补脾：脾经位于拇指桡侧缘。操作时，由指根尖推向指根 300 次。能调理脾胃，加强脾胃运化功能。②推三关：三关位丁前臂桡侧，太渊穴至曲池穴呈一直线。操作时，自下向上推 100 ~ 500 次。具有温里散寒、温补气血之功效，适用于各种虚证，如身体虚弱、神疲气怯、面色无华等（太渊穴在腕掌侧横纹桡侧端，桡动脉搏动处；曲池穴在肘横纹外侧端）。③捏脊：从第 1 胸椎至尾椎，由下往上捏 30 遍。可调阴阳、理气血、和脏腑、通经络，凡脾胃虚弱之证，均可用之。以肝实为主的患儿，症见大便干结，便质干硬，形似颗粒，面赤身热，口臭，唇赤，小便黄，胸胁痞满，纳食减少，腹部胀，苔黄厚，指纹色紫。治宜顺气行滞、清润通便。

主要采用以下手法。①清大肠：大肠穴位于示指桡侧缘。操作时由虎口推向指尖，100 ~ 300 次。能治疗湿热、饮食、痰饮等停积肠道、气机受阻之便秘、腹中灼痛等。②退六腑：六腑位于前臂尺侧缘，神门穴至肘呈一直线。操作时，以中、示指指腹，白肘关节推至掌根，100 ~ 500 次。能通腑泻热，滑肠泻下，用于阳明腑实之痞满燥实坚证。③补肾水:位于小指螺纹面。操作时,自小指根推至小指尖100次。有补肾固本、清热利尿之功效。④泻肝火:找准血海穴(双膝内侧),用双手拇指按摩40次左右。⑤摩腹:用手掌面在腹部以脐为中心顺时针方向摩动3~5分钟。⑥推下七节骨:用拇指面从第四腰椎沿脊柱推至尾骨尖2~3分钟。⑦揉龟尾:用中指端揉尾骨尖2~3分钟。

对于轻症便秘的患儿,父母可以鼓励孩子多食富含膳食纤维的食物,如蔬菜、水果、粗粮等,养成每日定时排便的习惯,加以矫正。当父母发现宝宝有不敢大便、大便疼痛、出血等状况时,就可能是宝宝已经便秘了一段时间,此时就应该前往医院治疗。直到宝宝不再有忍便的行为时,才有机会进入良性循环,否则,病程拖得越久,治疗所需时间也越久,复发率也会偏高。如果发展为慢性便秘,还会影响宝宝的生长发育。

(四)婴幼儿吐奶怎么办

1.婴幼儿吐奶的原因　吐奶或溢奶是新生儿和婴儿很常见的现象,大多数情况下吐奶是生理性的,较严重的吐奶有可能是消化功能紊乱或消化道梗阻的表现,需要干预。婴幼儿的消化系统较为幼稚,并未发育完善,吐奶的发生和他们的消化系统解剖结构息息相关。

(1)食管:婴儿的食管呈漏斗状。弹力纤维和肌肉发育不全,食管壁黏膜中的腺体较少。食管下段贲门括约肌发育不成熟,调控能力较差,容易发生胃食管反流,发生吐奶。

(2)胃:婴儿的胃呈水平位置,容量小(婴儿第一天的胃容量只相当于一粒葡萄),随着年龄的增长逐渐扩容(第十天的胃容量相当于一个乒乓球大小)。胃有两个接口,一个接口与食管相连,叫贲门口。另一个是与十二指肠相连的幽门口。贲门口发育不完善,比较松;幽门括约肌发育良好,易引起痉挛,发生痉挛后,内容物不易往下排。

胃分泌的各种消化酶和胃酸少,酶活力低,所以消化功能差,容易出现溢奶和呕吐。

(3)肠道:婴幼儿的肠道长度与身高比例相对地比成人大,新生儿肠管的总长等于身长的 8 倍,婴儿的肠管总长相当于身长的 6 倍。这样的构造能满足婴幼儿生长发育的需要,有利于增加肠道消化和吸收食物的面积。婴儿的年龄越小结肠越短,因此不利于吸收水分而使粪便不成形,排出快。所以小婴儿大便次数会相对较多。如果把刚吃了奶的婴儿平放在床上,奶汁会从嘴角流出,甚至全部吐出来。

2. 婴幼儿吐奶的护理

(1)上身保持抬高的姿势:一旦呕吐物进入气管会导致窒息。因此在让孩子躺下时,最好将浴巾垫在孩子身体下面并要保持上身抬高。如果孩子躺着时发生吐奶,我们可以把孩子脸侧向一边。

(2)吐奶后,要多注意观察孩子的状况。在孩子躺着时要把孩子头部垫高,或者索性把孩子竖着抱起来。吐奶后,孩子的脸色可能会不好,但只要稍后能恢复过来就没有问题。另外,根据情况可以适当地给孩子补充些水分。

(3)补充水分要在呕吐后 30 分钟进行。孩子吐奶后,如果马上给孩子补充水分,可能会再次引起呕吐。因此,最好在吐后 30 分钟左右用勺先一点点地试着给孩子喂些水。

（4）吐奶后，每次喂奶数量要减少到平时的一半。在宝宝精神恢复过来，又想吃奶的时候，我们可以再给宝宝喂些奶。但每次喂奶量要减少到平时的一半左右，不过喂奶次数可以增加。在宝宝持续呕吐期间，我们只能给宝宝喂奶，而不能喂其他食物，包括辅食。

3. 婴幼儿吐奶的预防

（1）选择适合大小的奶嘴：奶嘴孔如果过小，孩子就要用力吸吮，从而导致空气与奶汁被一起吸了进去，也容易引起吐奶；但如果奶嘴孔过大，孩子吸吮时就容易被呛着而引起剧烈的咳嗽。所以，在选择奶嘴时，我们要考虑到奶嘴孔大小是否适合自己的孩子。

（2）注意不要让宝宝吃得太急：如果奶胀、喷射出来，会让孩子感到不舒服。

（3）喂奶中以及吃饱后注意拍嗝：孩子在 3 ~ 4 个月大之后，不仅可以很好地掌握吸吮技巧，而且贲门的收缩功能也已发育成熟，所以吐奶的次数也就会明显减少了。而在此之前，每次喂奶后我们最好还是要帮助孩子拍嗝。

（4）喂奶后最好让宝宝竖立 20 ~ 30 分钟。

婴儿吐奶时家长要及时帮婴儿清理，如果奶水由食管突然反流到咽喉部时，婴儿刚好在吸气，误入气管，即所谓的呛奶。量大时，将造成气管堵塞，呼吸不畅，甚至会危及生命。量少时，可直接吸入肺部造成吸入性肺炎。轻微的溢奶、吐奶，婴儿通常自己会调适呼吸及吞咽的动作，所以没有吸入气管的危险，家长只要密切观察其呼吸状况及肤色即可。

(五)小儿喂养不当也贫血

营养性缺铁性贫血是指体内铁缺乏而致血红蛋白合成减少所引起的一种小细胞低色素性贫血。这是小儿贫血中最常见疾病，尤以婴幼儿发病率最高,国内儿童患病率约为59.35%。贫血对小儿健康危害极大,是我国重点防治的小儿常见病之一。

1.缺铁原因

(1)体内贮铁不足:胎儿从母体获得的铁以妊娠最后3个月最多,可满足生后4~6个月生长发育的需要。如因早产、双胎致新生儿出生体重过低以及胎儿在胎内失血(如胎儿向母体输血或胎儿向另一孪生胎儿输血)均可使新生儿贮铁减少。近来研究表明缺铁性贫血母亲的婴儿在生后3个月后贫血的患病率较无缺铁性贫血母亲的婴儿为高。贫血母亲胎儿的总铁量较无贫血母亲胎儿总铁量为低。

(2)生长速度过快:小儿生长速度越快血容量增加越多,所需铁量也越大。正常婴儿在5个月龄时体重增加1倍,1岁时约增加2倍,而早产儿则增加更快,至1岁时可增至出生体重的6倍,如不及时添加含铁丰富食物,则易致缺铁。

(3)铁摄入不足:乳类食物中铁含量很低。人乳每升含铁约1.5毫克,牛乳含铁0.5~1.0毫克,羊乳更低。牛、羊乳类中铁的吸收率一般为2%~10%,而人乳为50%,甚至达75%。这是因为人乳中的低蛋白、高乳糖和低磷酸盐有利于铁的生物利用。因此人工喂养儿更需较早地添加铁剂。有偏食习惯的小儿或饮茶较多的小儿也容易发生缺铁性贫血。

(4)铁的丢失或消耗过多:正常婴儿每天排泄铁比成人多。用鲜牛乳喂养婴儿可因对牛乳过敏而致肠出血,每天失血约0.7毫升;约有半数缺铁性贫血患儿因含铁酶缺乏而致肠黏膜细胞受损,发生大便隐血;钩虫感染引起患儿长期小量出血;腹泻时不仅铁的吸收不良,而且从粪便排出的铁也增加;反复感染使铁的消耗增多。这些因素都可诱发缺铁。

2. 小儿贫血临床表现　本病在任何年龄均可发病,以6个月至2岁最多见。起病缓慢,多不能确定发病时间,就诊时往往贫血已经较重。不少患者因其他疾病就诊时才发现患有本病。

(1)一般表现:患儿皮肤颜色苍白或苍黄,以口唇、眼结膜及甲床最为明显。部分可出现匙状反甲、指甲脆裂、毛发干燥、脱发及舌炎等现象。年长儿可诉头晕、眼前发黑、耳鸣等。

(2)髓外造血表现:肝、脾及淋巴结不同程度肿大。年龄越小、贫血越重,肝、脾大越明显。

(3)非造血系统症状:消化系统出现食欲减退,只愿进食已习惯的单调饮食并拒绝添加新的食物或辅食,儿童可有异食癖,如喜食泥土、墙皮、纸屑、煤渣等。时有呕吐或腹泻,可有口腔黏膜萎缩或舌炎。可有呼吸、心跳加快。

(4)活动少,常喜独处。年长儿诉说心悸,甚或心脏扩大,出现杂音、下肢水肿、肝大和心力衰竭现象。

(5)可反复出现呼吸道感染,是细胞免疫功能降低之故。神经系统可出现烦躁不安或萎靡不振,年长儿出现注意力不集中、记忆力下降、智力低于同龄儿童。

3. 小儿贫血实验室检查　本病的实验室检查尤为重要,一般包括如下检查。

(1)血象:以血红蛋白的减少为主,呈小细胞低色素性贫血。红细胞平均容积(MCV)小于80立方微米,红细胞平均血红蛋白量(MCH)小于26皮克,红细胞平均血红蛋白浓度(MCHC)小于310克/升。血涂片检查:可见红细胞有较明显的大小不等,以小细胞为多,中央淡染区扩大。网织红细胞数正常或轻度减少。

(2)骨髓检查:幼红细胞增生活跃,以中、晚幼红细胞增生为主。各期红细胞均较小,胞浆量少,边缘不规则,染色偏蓝,显示胞质成熟程度落后于胞核。粒细胞系和巨核细胞系一般无明显异常。

(3)有关铁代谢检查

1)血清铁蛋白(SF):在ID期,即隐匿期,临床尚未出现症状,仅有贮存铁减少时,血清铁蛋白即降低,是诊断缺铁的最灵敏的指标。SF<12微克/升(放射免疫法)提示缺铁。缺铁合并感染、肿瘤、肝脏和心脏疾病时,SF值可不降低。

2)红细胞游离原卟啉(FEP):由于红细胞内缺铁,FEP不能与铁结合成血红素,未被利用的FEP在红细胞内含量增高,是红细胞内缺铁的生化证据,为缺铁第二阶段的特征性指标。SF值降低、FEP值增高>0.9微摩尔/升(50微克/分升),Hb正常,即为缺铁IDE期的典型表现。FEP增高也可见于铅中毒、慢性炎症和先天性原卟啉增多症等,应注意鉴别。

3)血清铁(SI)、总铁结合力(TIBC)、运铁蛋白饱和度(TS):IDA时SI降低,TIBC增高。SI日夜变化很大,早晨比傍晚高,夜班工人日夜改变相反。SI的生理变异也很大,在感染、恶性肿瘤、类风湿关节炎等多种疾病时也可降低;TIBC 生理变异较小,在病毒性肝炎时可增高。TS<15%有诊断意义。

4)骨髓可染铁:骨髓涂片用普鲁士蓝染色镜检,观察铁粒幼红细胞数,如小于15%,细胞外铁则提示储存铁减少。

4. 小儿贫血的诊断　本病的诊断要根据病史特别是喂养史、临床表现、血象特点,一般可做出 IDA 的初步诊断。必要时可做骨髓检查。进一步做有关铁代谢的生化检查有确诊意义。用铁剂治疗有效可证实诊断。ID 及 IDE 的诊断主要靠实验室检查。

5. 小儿贫血的预防　贫血最常见的类型就是缺铁性贫血,而且缺铁性贫血在儿童生长发育过程当中是非常常见的,但是大部分孩子缺铁的情况并不是特别的严重,贫血血红蛋白的含量并不是特别的低下,一般通过食物当中就可以逐渐获取,如果有比较明显的缺铁性贫血,可以通过药物补铁来补充贫血的情况。

缺铁性贫血主要是营养不良导致,孩子小,生长发育比较快,有可能会因为食欲不振或者挑食偏食等原因,而导致营养不良,出现缺铁性贫血的情况。预防缺铁性贫血最主要的就是加强营养,均衡饮食,避免挑食偏食,可以多吃动物的肝脏、血液等。如果有缺铁性贫血的情况,还可以吃点补铁的药物,例如右旋糖酐铁或者氨基酸铁(艾儿铁)等,具体还得根据孩子贫血的情况进行分析和判断。

(六)儿童谨防性早熟

自然有四季,囊括生长化收藏,人生有周期,生长壮老已。春天正是万物生长发育的季节,但若花儿开得太早,会凋零得早。同样，孩子发育得早，也会产生一系列生理、心理及社会问题。

调查研究显示，近年来人类的性发育年龄越来越提前，性早熟已经成为一个不容忽视的问题。对于儿童来说，女孩 8 岁以前、男孩 9 岁以前出现第二性征的发育，称为性早熟。

1. 性早熟的症状　儿童性早熟已经成为临床上的一个难题。很多孩子都会有一些类似于大人的性征发育，这给孩子的家长带来很大的困扰，孩子自己在心里也会有一些不舒服。事实上，孩子有了性早熟的症状，一定要重视，不能放任不管。那么，儿童性早熟的症状有哪些呢？

（1）真性性早熟，即乳房发育，阴毛、腋毛出现，月经来潮，骨龄提前，身高、体重迅速增长，除有第二性征的发育外，还有卵巢或睾丸的发育，真性性早熟已经具备生育能力。真性性早熟的原因很多，尤其在女孩子当中比较多见，它有很多因素，饮食营养是一个很重要的因素。真性性早熟通常都需要通过一系列的检查和诊断，分析各项数据进行有针对性地进行治疗。

（2）假性性早熟：是非受控于下丘脑-垂体-性腺功能所引起的性早熟，有第二性征发育，有性激素水平升高，但下丘脑-垂体-性腺轴不成熟，无性腺的发育，女性可能有无排卵性月经，男性睾丸不增大，男女都不具备生育能力。体内出现过多的雌激素或者雄激素，都可能引起假性性早熟。这些激素可以是体内肿瘤分泌出来的，也可能是外源性食物。如果是由外源性激素造成的假性性早熟，通过饮食调整，可自然地消退，无须治疗。

（3）部分性早熟：第二性征提前出现（符合定义的年龄），并按照正常发育程序进展。女孩：乳房发育，身高增长速度突增，阴毛发育，一般在乳房开始发育2年后初潮呈现。男孩：睾丸和阴茎增大，身高增长速度突增，阴毛发育，一般在睾丸开始增大后2年出现变声和遗精。及时检查治疗，以免演变成真性性早熟。

(4)外周性性早熟：亦称假性性早熟，是非受控于下丘脑-垂体-性腺功能所引起的性早熟，有第二性征发育，有性激素水平升高，但下丘脑-垂体-性腺轴不成熟，无性腺的发育。需要尽快检查，制定相应的干预措施。

以上就是对儿童性早熟的一些介绍，如果我们能够发现早期的症状，就可以及时治疗，这样的话，孩子的身体才不会出现什么隐患。父母在发现自己孩子身上有明显的性早熟的症状之后，一定要有足够的重视，这样的话，治疗才会更有效果。

2. 性早熟的危害　①生理上，部分孩子由于性发育较早，骨骼成熟相应增快，骨骺提前闭合，可因此影响最终身高，造成“高小孩、矮大人”的情况。②心理上，性早熟的孩子因为身体结构和同龄人不同，可能会被同伴嘲笑而产生自卑等情绪，一些孩子甚至因此遭受校园霸凌。此外，性早熟的孩子性腺提早发育成熟，生理上和心理上会产生性需求，但因为实际年龄太小，易发生早恋、早育或意外妊娠，造成一系列社会问题。近年研究表明，性早熟会诱发某些对性激素敏感的肿瘤。因此对于孩子的提早发育，父母要密切关注并及时带孩子就医。

3. 性早熟的治疗　性早熟的治疗目标主要有两个，一是避免月经初潮来得太早，二是改善孩子的最终身高。为了达到这个目的，我们用促性腺激素释放激素抑制剂抑制性发育。用药后孩子性发育的进程停止，停药后其性发育过程会在原水平上继续向前发展。而对于生长速度慢、预测身高达不到理想值的孩子，可联用重组人生长激素促进身高增长。生长激素具有促进软骨细胞增殖分化、骨骼线性增长的作用，外源性补充生长激素可提高孩子生长速度，直至身高追赶至理想靶身高所在生长曲线。

4. 性早熟的预防　明确儿童性早熟的发生原因和如何进行相应的药物治疗固然至关重要，但是，防患于未然显然更重要。每位父母都有必要将儿童性早熟的预防要则作为“育儿必读”之一。

(1)了解性知识，及时进行性教育：家长必须清醒地认识到，性早熟儿童尽管体格发育和第二性征提早出现，但其心理状态往往滞后于其性征发育的年龄。性早熟患儿的身体和心理均处于儿童期，而在性的方面却已经步入青春期，俨然似成人。过早的性发育使他们对性知识特别感兴趣，无论是性器官的结构，还是性功能的奥秘，都会倾注全力去探索和猎奇，甚至在一定程度上有性的要求，而这些儿童的智力和思维尚处于幼稚阶段，其自制能力相对较弱，有时会发生一些越轨行为，临床上已见到 7 ~ 8 岁的孩子发生性交，甚至已有妊娠的案例！父母应当充分了解这些变化，给孩子全面的关心和爱护，并适时地进行性教育，使孩子充分了解自己疾病的真实情况，尤其是要防止女孩子成为性摧残的受害者，防止早恋和过早性行为的发生。

(2)明确诊断，对症治疗：性早熟诊断的目的在于明确病因，便于及时采取有效的治疗方法。例如，8% ~9% 的患儿属于特发性性早熟，但在确诊前必须排除其他原因。①详细询问病史、既往史、误用药物史、家族史，以及伴随症状(如头痛、视力改变、腹部不适等)和有无外伤史等。②全面细致的体检：包括体重、身高、乳房发育、阴毛生长及生殖器发育、腹部检查,必要时视具体情况进行肛门检查、腹部触诊,以明确有无肿块存在。③辅助检查:可拍摄手腕部的正位X射线片来判断骨龄,了解骨骼发育的进度。进行激素水平(如血FSH、LH、E_2)及24小时尿17-酮类固醇的测定。对性早熟女童做盆腹腔超声检查,可以观察卵巢及子宫的发育情况,以及鉴别卵巢与肾上腺肿瘤,必要时也可考虑进行腹腔镜检查等。

(3)勿给孩子滥服营养滋补品:近年来,由于人们生活水平的不断提高、多数父母对独生子女的溺爱和对性知识的无知,以及受各种保健滋补品的虚假广告影响等,爱子心切的父母们常不惜重金购买诸如人参蜂王浆、蜂乳、花粉制剂,甚至西洋参口服液、双宝素、蛤蚧大补丸等营养滋补品给孩子服用,以为这样就可以增加营养,使自己孩子长得健而壮,提高脑力,变得更加聪明。然而,有些孩子长期服用营养滋补品后,居然"适得其反",出现了性早熟的各种表现,确实是父母们始料未及和追悔莫及的。少年、儿童盲目进补,不仅会妨碍患儿机体内器官的功能平衡,促使身体发育异常,而且还会导致许多难以治愈的疾病,并带来难逆性的心理障碍。

儿童不适当地进补引起的性早熟,已成为儿科临床的一种新问题,值得引起全社会的注意。为此对于家长来说,不要让孩子经常或过量服用滋补品,即使是孩儿参、花粉之类的传统滋补品,也应在医生的指导下服用。儿童期的孩子处于一个旺盛的发育阶段,确实需要摄入大量的营养素(如蛋白质、脂肪与微量元素等),但是,只要做到一日三餐饮食得当和比例合理,根本不必服用滋补品。

(七)小儿麻疹不要慌

麻疹常称为“出疹子”,是由麻疹病毒引起的一种急性呼吸道传染病,一年四季均可发病,以晚春为多,在接种麻疹疫苗前,半岁至5岁的幼儿易发病。麻疹是由麻疹病毒引起的一种呼吸道传染病,因其疹点如麻粒大,故名麻疹,患病后一般可获终生免疫。临床表现为发热、结膜炎、上呼吸道炎等,以颊黏膜出现麻疹黏膜斑,皮肤出现红色斑丘疹为特征,起病最初症状为发热,体温逐渐升高,同时出现全身及呼吸道症状。如全身不适、精神不振、食欲减退,伴咳嗽、流泪、流涕、两眼结膜充血、畏光、声音嘶哑等。

起病第二天后患儿口腔黏膜充血粗糙,颊黏膜有白色小点,周围有红晕,初为针尖大小,逐渐增大或部分融合,称麻疹黏膜斑,可有助于早期诊断,但出疹后2~3天即消失,经麻疹疫苗接种,患儿可不出现此黏膜斑。

1. 小儿麻疹的症状特征　通常会发高热,并伴随流鼻涕、咳嗽等症状,发热第2~3天在口腔黏膜可发现斑点,1~2天后出现疹子。先从头、脸部位开始,几天之内蔓延至全身。疹子长出后,发热温度会下降。退热后,皮肤会出现微细的粉糠状皮屑,并留下暗沉瘢痕,过一阵子瘢痕才会消失。有些患儿可能会并发肺炎、中耳炎、脑炎等。

2. 小儿麻疹发热的护理　小儿麻疹多以发热为最初症状,同时伴有咳嗽、流涕、眼结膜充血及麻疹黏膜斑等。于发热3~4天出疹,出疹时伴发热,直到皮疹消退时体温开始逐渐下降,直至正常。

对麻疹的发热，一般不需要急于退热。应该给予足够水分，易于消化和营养丰富的饮食。同时，最好采用适当的中药治疗。中药治疗主要以清热解毒透疹为原则。常用药有桑叶、金银花、连翘、蝉蜕、浮萍、葛根、升麻、紫草、牛蒡子等。亦可用西河柳、浮萍、芫荽等中药煮沸，用毛巾浸药液温敷患儿额面、四肢等部位，既可退热又可透疹。且在煮沸药液过程中，使水蒸气在室内布散，以保持室内的湿度。使用药物降温应使体温维持在38摄氏度左右，不可降至过低。对麻疹患儿不宜采用冷敷和酒精擦浴降温，以免刺激皮肤，影响皮疹透发。

小儿麻疹发热时，家长还应该注意做好皮肤护理，出汗要及时擦干，衣被不要过厚过暖。另外还要注意做好口腔护理，多饮水。

对于小儿来说最主要的预防手段还是接种麻疹疫苗，但是接种麻疹疫苗也有禁忌证。对家长来说，如果孩子对鸡蛋有过敏史，暂时不宜接种。另外，患严重疾病、急性或慢性感染者、发热者，应待康复后咨询医生，得到医生同意后，再进行补种。还有，注射过免疫球蛋白者，间隔时间应在1个月以上，再接种麻疹疫苗。

3. 麻疹疫苗接种后发热的处理措施　麻疹预防接种就是接种减毒活疫苗，使其获得免疫能力。但无论怎么减毒，也还是有少部分人出现轻微的麻疹症状。一般麻疹在10天左右的潜伏期后，出现发热、咳嗽、流鼻涕等症状，而接种时由于是直接将活疫苗放入体内，因而出现症状稍快，少数人（5% ~10%）从8 ~12天后开始出现症状。

4. 麻疹对孩子智力的影响　麻疹脑炎多见于2岁以下的小儿，发病与麻疹轻重无关，可发生在麻疹的任何时候，但以出疹后

2～3天较多。患麻疹脑炎的小儿表现为高热、头痛、呕吐、嗜睡、肌肉抽搐、不能低头等。如果病变范围广，还可出现瘫痪、运动障碍、兴奋不安、语言及睡眠障碍、视力减退等。麻疹脑炎患儿死亡率为10%～25%，50%的患儿有不同程度的后遗症，如智力障碍、运动障碍、癫痫、性格改变、情绪不稳等。

因此家长应按期带小儿进行预防接种，防止麻疹发生。如小儿出现上述早期症状表现，应到医院进行确诊，对麻疹患儿做到早发现、早隔离、早治疗。如在患病过程中，小儿出现头痛、呕吐、嗜睡、抽搐，应检查脑脊液和脑电图，如确诊为麻疹所引起的脑炎，要积极抢救，防止后遗症的发生，减轻智力损伤。

5. 麻疹患儿的饮食　麻疹是由麻疹病毒引起的急性传染病。在小儿麻疹期，要注意保暖，饮食宜清淡，要食用易消化而又富含营养的流质或半流质的食物。要多饮温开水或米汤，饮用芫荽（香菜）汤或荸荠汤，这会有助于麻疹透发的作用，或用新鲜鲫鱼或鲜虾炖汤，它们也可使麻疹透发。

3～4天后，患儿麻疹出齐时，要防止发生肺炎，注意给患儿保暖，饮食以牛奶、豆浆、稀粥、藕粉为主，每天少食多餐。10天以后，患儿已恢复正常，可食用少量软食，每天3餐，再加1～2次点心。在恢复期间，除少吃油腻、生冷、酸辣的食品外，不必特意控制饮食，因为长期控制饮食反而降低机体免疫力。

（八）儿童蛔虫病不得不防

寄生虫病是幼儿最常见的疾病，对孩子健康危害很大，严重时还会导致生长发育受阻、畸形发育等。不止我国，很多发达国家的儿童也受此困扰，寄生虫病成为危害人类健康的一大公共卫生问题。据世界卫生组织统计，全球蛔虫感染人数已达13亿，儿童感染程度较成人更为严重，全球由蛔虫引起的肠道和胆道梗阻导致死亡的人数是10万/年，并且在中国感染率居寄生虫首位。

近年人们喜欢食用生食，包括蔬菜、野外烧烤、肉类不完全煮熟等，导致寄生虫病又开始有泛滥的趋势。寄生虫会随着血液、淋巴液循环由胃肠道进入身体其他部位，如肺部、血管、大脑等，甚至有的寄生虫还会从皮肤钻进去，异常可怕。其中，蛔虫是最常见的肠道寄生虫，是我们防治的重点。

1.蛔虫病的概念　蛔虫，线形动物门，线虫纲，蛔目，蛔科。是人体肠道内最大的寄生线虫，成体略带粉红色或微黄色，体表有横纹，雄虫尾部常卷曲。身体为灰白色长圆柱状，长15～35厘米，形似蚯蚓。尾部向腹面弯曲，有两枚交合刺；雌虫稍长而粗，圆锥形尾部不弯曲。蛔虫病是一种儿童最常见的寄生虫病，这种病容易影响孩子的食欲、肠道的消化和吸收功能。蛔虫的繁殖力很强，如果不能及时去除，会在体内大量繁殖，夺取孩子的营养，影响孩子的成长发育。所以父母一定要重视，要观察孩子的症状并及时去医院医治。

2.常见的蛔虫病类型　蛔虫病典型症状，因虫体的寄生部位和发育阶段不同而异。

（1）蛔蚴移行症：蛔蚴在寄生宿主体内移行时引起发热、全身不适、荨麻疹等。抵达肺后引起咳嗽、哮喘、痰中带血丝等症状，重者可有胸痛、呼吸困难和发绀。

（2）肠蛔虫症：常见症状有脐周疼痛、食欲减退、善饥、腹泻、便秘、荨麻疹等，儿童有流涎、磨牙、烦躁不安等，重者出现营养不良。一旦寄生环境发生变化如高热时，蛔虫可在肠腔内扭结成团，阻塞肠腔而形成蛔虫性肠梗阻，患者出现剧烈的阵发性腹部绞痛，以脐部为甚，伴有恶心、呕吐，并可吐出蛔虫，腹部可触及能移动的腊肠样肿物。

(3)异位蛔虫症：常见以下几种。①胆道蛔虫症。以儿童及青壮年为多，女性较常见。诱因有高热、腹泻、妊娠、分娩等。此病发病骤然，右上腹偏中有剧烈阵发性绞痛，钻凿样感，患者辗转不安、恶心、呕吐，可吐出蛔虫。发作间期无疼痛或仅感轻微疼痛。②胰管蛔虫症。多并发于胆道蛔虫症，临床征象似急性胰腺炎。③阑尾蛔虫症。多见于幼儿，因小儿阑尾根部的口径较宽，易为蛔虫钻入。其临床征象似急性阑尾炎，但腹痛性质为绞痛，并呕吐频繁，易发生穿孔，宜及早手术治疗。

3. 体内有寄生虫会出现的症状

(1)体内有寄生虫容易引起肚痛、消瘦、呕吐、食欲缺乏等，这些症状的表现与体内寄生虫数量多少相关，数量少，症状表现就比较轻，甚至看不出来。

(2)看手指甲上有无白色斑点。有时候白色斑点也会和微量元素缺乏有关，但这可作为一个判断的信号，全方位筛查。

(3)吃很多却营养不良、容易饥饿，消瘦，后期会食欲下降，有时肚脐周围疼痛或者不适，但又不是腹泻，上厕所、扭动身体都无法缓解。

(4)单眼或者双眼巩膜出现不规则，甚至有不突起的蓝色或者褐色斑点，大小、形状不一。

(5)面部莫名其妙出现白斑,大小不一,多为圆形。

(6)幼儿咳血痰、咳血、气喘,X 射线片可见胸片有点状、片状或者絮状阴影,病灶易变也易消失。

(7)莫名其妙的皮肤苍白、眩晕、乏力等贫血症状。

(8)肛门或者会阴处瘙痒,特别是夜间,强烈的瘙痒感让孩子难以入睡,夜间容易惊醒,还容易情绪激动。

(9)容易暴露的皮肤处出现烧灼、针刺感、奇痒感,抓破后还容易形成脓包,还易引起发热或者淋巴结炎。

(10)莫名其妙的便血。

4. 寄生虫病的预防　大多数的寄生虫都是来自于不洁的饮食习惯,病从口入,为了更好地预防寄生虫病,日常生活中需要多注意,培养孩子养成良好的卫生习惯,饭前便后都要洗手,保持手的清洁,要及时纠正孩子喜欢吮吸手指的习惯,勤帮孩子修剪指甲,尽早给孩子穿满裆裤以及内裤。家用的玩具、餐具、被褥要经常清洗、消毒。不要当着孩子的面从地上捡起食物继续吃,也要告诉孩子地上的食物不能直接捡起来就吃。不要饮用生水,特别是未经消毒处理的自然界水源。此外,家中需要凉拌的蔬菜、水果一定要浸泡、冲洗干净之后再食用,肉食一定要加工完全熟透再吃。

(九)孩子秋季腹泻怎么办

秋季腹泻,顾名思义,是孩子发生在秋季的腹泻病,多发生于 6 个月至 3 岁大的婴幼儿。本病经常在孩子感冒后诱发,其主要症状就是腹泻,大便像水或蛋花汤一样,频次多,一天可达十几次,但一般不会出现便血,大多也没有特殊的腥臭味。现代医学认为,本病主要由内外两个原因所导致,外在原因是轮状病毒感染,轮状病毒每年在秋冬季流行,感染途径为粪-口途径,其主要感染小肠上皮细胞,从而造成细胞损伤,临床表现为急性胃肠炎症,多呈渗透性腹泻病,具有季节流行特征;内因是小孩胃肠道发育不完善,胃肠功能较弱,对季节更替的适应性较差,对病毒的侵袭耐受力较弱,从而成为易感人群,而 6 个月以下的孩子主要以母乳为主,基本不吃辅食,减少了病毒从消化道进入,反而不易感染。

1. 秋季腹泻的主要症状

(1)起病急,初期常伴有呼吸道相关症状,如咳嗽、鼻塞、流涕,部分患儿还会发热(常见于病程初期),一般为低热,较少出现高热。

(2)大便次数增多,每日 10 次左右,孩子在秋季出现腹泻,每日大便次数高于 3 次就应考虑秋季腹泻。大便一般呈白色、黄色或绿色蛋花汤样,带少许黏液或脓血,无腥臭味。

(3)半数患儿会出现呕吐。呕吐症状多数发生在病程的初期,一般不超过 3 天。

(4)腹泻严重者可出现脱水症状,如口渴明显、尿量减少、烦躁不安。

(5)本病属于自限性疾病,即使不进行治疗,5 ~ 7 天也可缓解或者痊愈。

2. 秋季腹泻的防治　中医学将本病归纳为“泄泻病”,其病位在脾胃,病因主要为脾胃虚弱、湿邪作祟,以致扰乱肠道气机,进而引发腹泻等症状。防治秋季腹泻有以下几点。

(1)注意饮食:①清洁饮食,不吃过期的食材饮品,一定要食用新鲜、干净的蔬菜和水果，烹饪肉类、蛋类时，要充分加热，保证食物熟透才可食用，尽量不食用剩菜、剩饭。②合理饮食，小孩吃饭不宜食用过多的肉类，谨防积食或者腹泻，损伤脾胃，也不要吃过多冷饮等寒凉食物。③规律饮食，吃饭要按时按点，饭量适中，不宜过饥或者过饱，不可吃太多零食，更不能以零食代替正餐。④清洁餐具，餐具食用之后要清洗干净，定期还要放进锅里煮沸进行消毒处理，有条件的还可进行蒸汽消毒或者使用食品级消毒剂处理。

(2)注意卫生：①大人在给孩子冲奶粉、喂饭、喂奶粉前，要用肥皂水洁净双手，做好清洁工作。对于吃母乳的孩子来说，母亲在喂奶之前应擦干净乳房，喂奶结束以后，也要及时擦尽奶渍，保持乳房的干净，还要注意不要给婴幼儿冲服长期冷冻的母乳。②孩子换下的尿不湿、尿裤等要及时扔掉，换洗的内衣裤要及时清洗并晒干，孩子的衣服和大人的衣服要分开清洗。

(3)注意保暖：秋季是天气由热转凉的过渡季节，民间虽然有“春捂秋冻”的说法，但也要根据实际情况增减衣物，要注意孩子的胸腹部保暖，不要着凉，不要淋雨。

(4)采用中医药增强正气

1)饮食疗法：①炒米粥，将大米炒至黄色或略带煳味，然后加水煮成粥，每食用1碗，可健脾和胃，有效预防秋季腹泻。②葱头饮料，葱属辛温之品，具有辛散温热的功效。葱头饮料制法：把半个葱头切成小块，加300毫升米汤或者面汤，小火煮15分钟，也可酌加适量蜂蜜，改善口感。③三仙汤，我们习惯将中药里的焦山楂、焦麦芽、焦神曲合称“焦三仙”，取焦山楂、焦麦芽、焦神曲各200克研磨成粉，装入瓶中密封，每日取一汤匙(约10克)用水调服，长期服用，既可预防秋季腹泻，还可治疗因脾胃虚弱而导致的便秘、呃逆、食积等问题。

2）小儿捏脊：捏脊可以通过刺激孩子的经络腧穴，补益脾胃，培补正气，强壮身体，增强免疫力。具体做法如下：手握空拳，拇指指腹与屈曲的示指桡侧部对合，挟持膀胱经所在皮肤，拇指在前，示指在后，然后拇指向后捻动，示指向前推动，自长强穴开始，边捏边向项枕部推移。捏脊过程中，每捏3下，提拉相应腧穴1次，重点提捏大肠俞、肾俞、脾俞、胃俞、肝俞等穴位，直至捏至肩颈部结束，可每天捏脊1次或隔日1次，每次操作20分钟。

3）艾灸：可采用药饼灸，将茯苓、白术、山药、鸡内金各50克研磨成粉，然后用米汤或姜汤调和成药饼，放于神阙穴上，取艾炷置于药饼上点燃施灸，每次灸20壮，隔日1次；也可采用艾条灸，艾灸之前在神阙穴内滴入1滴藿香正气水再开始施灸，这样可以将藿香正气水的除湿功能与艾灸的温中之力结合起来，更好地发挥预防效果。

五、其他疾病

(一)摆脱口腔溃疡的烦恼

在日常生活中,不管是男性还是女性、老人还是小孩都有过口腔溃疡的烦恼。先是口腔内出现有疼痛感的小红点,然后形成黄豆粒大小的溃疡,往往持续数天才消退,也有的此起彼伏,反复发作,多达数个,除口腔黏膜外,舌尖、会厌黏膜也可出现。吃刺激性食物,如咸、辣、酸等时疼痛可加重,有的伴有低热、头痛、淋巴结肿大,严重的对饮食或发声造成影响。人们往往认为口腔溃疡是“上火”了,很少有人会因为口腔溃疡去看医生,尤其是年轻人。这个看似不重的病,虽然反映在口腔黏膜,却说明体内环境失去了平衡。

口腔溃疡由多种原因引起,除了春夏季节容易发病外,工作紧张和压力过大、长期的心情抑郁、睡眠不足、生活起居没有规律、经常熬夜、吃饭过于油腻而吃蔬菜较少等都会出现口腔溃疡。有的女性在月经前也可出现口腔溃疡。

中医认为口腔溃疡有实证也有虚证,实证主要是七情内伤,肝气郁结,郁热化火,心火上攻;或者食肥甘厚味导致脾胃湿热;或感受风湿、风热之邪气,邪气入里化热。虚证多见于年老的人或体质较弱的人,多因阴虚火旺、脾虚湿困、脾肾阳虚所引起。不论虚证还是实证,侵蚀口腔黏膜均可发病。

口腔溃疡在治疗上首先要先找出原因,明确是什么原因导致的,然后采用针对性的疗法。在生活上首先要避免饮食的进一步刺激,少吃刺激性调味品,如辣椒、姜、葱、咖喱等,少吃炸鸡腿、炸牛排等粗糙坚硬的食物,腌制品(咸鱼、咸肉、咸菜)、柿子和蟹类等可使口腔溃疡加重。多吃易消化、富含 B 族维生素的食品,注意保持口腔清洁,常用淡盐水漱口,戒除烟酒,保持生活起居规律,睡眠要充足,饮食要清淡,多吃蔬菜、水果,多饮水,保持大便通畅和心情愉快,避免过度疲劳。

一般不是很严重的口腔溃疡可以通过饮食调养消除,如果几天后不消退,其烧灼样疼痛影响了说话和饮食,可以配合外用药物治疗。

如果是心火盛引起的口腔溃疡,可以在人体的后背进行刮痧。刮痧后可以喝一杯水,这样有利于出痧,驱走热邪。

(二)近视的防治

人的眼睛就像一台照相机,眼睛里的晶状体相当于照相机的镜头,可以聚光。但照相机的镜头是一组固定的透镜,而晶状体则是一个有弹性的透光组织,它周围有许多细丝状的悬韧带,这些悬韧带又连接到眼球内重要的结构之睫状体上。当焦点正好落到相当于照相底板的视网膜上时,我们就能看清物体了。我们的眼睛就是这样特殊的照相机,能在一定范围内自动调节,所以远处近处的东西都能看清。“近视”是怎么回事?进入眼睛的平行光线经过晶状体的折射后焦点落在视网膜之前，导致成像模糊，只有把物体移到5米以内的适当距离，才能看清，也就是中医所说的“能近怯远证”，所以近视度数较大，眼球越长，要想看清的物体也必须离眼球越近。

近视有真性和假性之分，除到医院验光外，简便的方法可在5米远处挂一国际标准视力表，先确定视力，然后戴上300度的老花镜，眺望远方，眼前会慢慢出现云雾状景象，半小时后取下眼镜，再查视力，如视力增强，可认为是假性近视；如视力依旧或反而下降，可按这种方法每天进行1次，连续重复3天，如视力仍无改善，就可以确定为真性近视。

1. 近视的原因　现代医学对于近视的研究较为透彻，目前一般认为有如下原因。

（1）内因：①遗传因素，近视已被公认有一定的遗传倾向，高度近视更是如此。但对一般近视，这一倾向就不很明显。有遗传因素者，患病年龄较早，度数多在600度以上。但也有高度近视者无家族史。高度近视属常染色体隐性遗传，一般近视属多因子遗传病。②发育因素，婴儿因眼球较小，故均系远视，但随着年龄的增长，眼轴也逐渐加长，至6岁后方发育正常。如发育过度，则形成近视，此种近视称为单纯性近视，多在学龄期开始，一般都低于600度。至20岁左右即停止发展。如幼年时进展很快，至15～20岁时进展更迅速，以后即减慢，这类近视常高于600度，可到2 000～2 500度或3 000度。这种近视称为高度近视或进行性近视或病理性近视。此种近视到晚年可发生退行性改变，因此视力可逐渐减退，配镜不能矫正视力。但有极少数为先天性的，在出生时就有近视。

(2)外因:即环境因素。从事文字工作或其他近距离工作的人,近视比较多,青少年学生中近视也比较多,而且从小学五六年级开始,其患病率明显上升。这种现象说明近视的发生和发展与近距离工作的关系非常密切。尤其是青少年的眼球,正处于生长发育阶段,调节能力很强,球壁的伸展性也比较大,阅读等近距离工作时的调节和集合作用,使内直肌对眼球施加一定的压力,眼内压也相应升高,随着作业的不断增加,调节和集合的频度和时间也逐渐增加,睫状肌和眼外肌经常处于高度紧张状态,调节作用的过度发挥可以造成睫状肌痉挛,从而引起一时性的视力减退。但经休息或使用睫状肌麻痹剂后,视力可能改善或完全恢复。因此,有人称这种近视为功能性近视或假性近视。

中医认为,“五脏六腑之精气皆上注于目而为之精”,视力的好坏与五脏六腑都有关系,导致近视的原因主要有两个:①气血不足,视近清楚,视远模糊,眼底或可见视网膜呈豹纹状改变,有时可见面色㿠白,神疲乏力;②肝肾两虚,能近怯远,可有眼前黑花飘动,眼底可见玻璃体液化混浊,视网膜呈豹纹状改变,有时可见头晕耳鸣、腰膝酸软、多梦。

2. 近视的治疗

(1)针灸治疗:按局部取穴(即眼部穴位)为主、全身取穴为辅的取穴原则,根据患者体质与病情的需要,选出 2 ~ 3 个穴位组,定期轮换使用穴位。①体针:常用下列数组穴位,承泣、睛明、四白、肩中俞,头维、球后,睛明、光明、太冲,照海、丝竹空等,每天针刺 1 组,轮换取穴,10 次为 1 个疗程。②耳针:常取穴神门、肝、脾、肾、眼、目 1、目 2 或在耳区寻找痛点,或用王不留行籽等压穴,每天自行按摩3~4次。③梅花针:用梅花针轻轻打刺太阳穴;或打刺背部脊椎两侧(华佗夹脊穴),每日1次,10次为1个疗程。

(2)推拿法:主穴取攒竹下3分,配穴取攒竹、鱼腰、丝竹空、四白、睛明,可自我推拿或相互推拿,即以示指指端按住穴位,先主穴,后配穴,对准穴位做小圆圈按摩,共10分钟。通常1个月为1个疗程。

(三)如何缓解“飞蚊症”

飞蚊症是由玻璃体变性引起的,是一种自然老化现象,即随着年龄增长,玻璃体会“老化”,产生一些混浊物。因而,飞蚊症正式的名称是“玻璃体混浊”或“玻璃体浮物”。眼前见黑点飞舞,犹如飞蚊故名。

飞蚊症是玻璃体内的不透明物体投影在视网膜上产生的。在光线明亮或白色背景衬托下,更为明显。敏感的人甚至可以描绘出它们的各种不同形状。很多飞蚊症长时间存在,终年不变,不影响视力,经过检查也没有眼部器官病变,飞蚊症是玻璃体混浊的自觉症状,一般是由玻璃体变性引起的。

中医认为该症多属肝、胆、肾三经病变。肝肾精血不足,肾水乏源;或失血过多,血虚生热;或悲忧郁怒,肝火上炎;或热病伤阴,真阴耗损;或血热妄行,瘀血内阻;或湿热蕴移,浊气上泛;或痰湿内困,清窍蒙闭等证,每易患之。大病之后也容易出现飞蚊症。

中医外治法对飞蚊症有较好的疗效。

(1)揉搓脸、眼至发热,然后双手搓热放双眼上(劳宫穴正对眼球正中),在眼的上、下、左、右、中各顺时针揉转36次,逆时针

24 次，最后在眼正中顺时针 90 次，逆时针 60 次（用拇指指腹要有渗透力，能忍受为度）。

（2）推印堂、开阴阳，点按睛明、鱼腰、攒竹、丝竹空、承泣、四白、球后、球上、光明等穴，每穴 1～3 分钟。耳后翳明穴这个穴比较特殊，通过迷走神经，如有心慌不适应立即停止。如有心脏病者谨慎用之。

（3）砭石疗法：①敲胆经、刮心经、刮肾经、刮膀胱经。②刮眼眶上、中、下。③刮视网神经线，从头后枕骨头旁开 1 寸出左右各一寸到肺俞止。

（4）食疗方法：①金蝉花味甘、性寒，具有补肝明目的作用，适用于飞蚊症、白内障、夜盲症、视力模糊等。金蝉花 1 两，淮山药 2 两，杞子 1 两，羊肝 1 块，蜜枣 5 粒。清水 12 碗煲 2 个小时。②酒疗法，大蒜红葡萄酒能有效改善飞蚊症症状，可作为一种辅助治疗手段。③茶疗法，甘菊花 9 克，枸杞子 15 克，山萸肉 10 克，车前子 12 克。放热水瓶中，冲入沸水半瓶，盖闷约 20 分钟，代茶频频饮用，每日 1 剂。主治肝肾阴亏、肝火上炎所致的飞蚊症。湿热上泛或痰湿内困者忌用。④枸杞菊花茶：也可常泡些枸杞菊花茶饮之，方用菊花 3 克，枸杞子 3 克，夏枯花 3 克。

（四）慢性咽炎的处理

在日常生活中，很多人都饱受慢性咽炎的煎熬，如同电视广告台词那样："感觉嗓子老有异物，咳不出来又咽不下去，早上刷牙还恶心、干呕。"那么究竟什么是慢性咽炎呢？它是一种发生于咽黏膜、黏膜下及淋巴组织的慢性炎症。

1. 慢性咽炎的症状　慢性咽炎多见于成年人,儿童亦可出现,它的全身症状并不明显,而是以局部症状为主。各型慢性咽炎临床表现大致相似且多种多样,如咽部不适感、异物感、分泌物不易咯出、痒感、烧灼感、干燥感或刺激感,还可有微痛感;由于咽后壁通常因咽部慢性炎症造成较黏稠的分泌物黏附,以及鼻、鼻窦、鼻咽部病变而造成的夜间张口呼吸,常在晨起时出现刺激性咳嗽及恶心;咽部异物感可表现为频繁吞咽,咽部分泌物少且不易咳出的人常表现为习惯性的干咳及清嗓子咳痰动作,若用力咳嗽或清嗓子可引起咽部黏膜出血,造成分泌物中带血。

2. 慢性咽炎的分类　慢性咽炎在病理学上大致可分为以下5类:①慢性单纯性咽炎,此种类型较常见,表现为咽部黏膜慢性充血;②慢性肥厚性咽炎,又称慢性颗粒性咽炎及咽侧炎,慢性单纯性咽炎迁延不愈可形成慢性肥厚性咽炎,此种类型在临床中也很常见;③萎缩性及干燥性咽炎,临床中较少见;④慢性过敏性咽炎,又称慢性变应性咽炎,多伴发全身变应性疾病或变应性鼻炎,亦可单独发病,季节性慢性变应性咽炎,其症状可有季节性变化,如对食物过敏,可在进食致敏性食物后出现慢性咽炎的相关症状;⑤慢性反流性咽炎,与胃食管反流相关。

3. 慢性咽炎的病因　导致慢性咽炎的病因有很多,其中急性咽炎的发作是最为主要的,但其他因素也不容忽视,例如咽部邻近的上呼吸道病变——鼻腔、鼻窦、鼻咽部的慢性炎症,慢性扁桃体炎的慢性炎症可直接蔓延至咽后壁,引起慢性咽炎;口腔炎症如果不能得到及时控制,随着炎症扩散也可导致慢性咽炎;气候及地域环境变化——温度和湿度的变化、空气质量差、烟酒刺激、粉尘、有害气体及放射性照射;职业因素——长期大量用声者,如教师、歌唱者及易感体质者容易患此病;相关疾病——贫血、消化不良、胃食管反流、心脏病(因血液循环障碍影响咽部静脉回流造成咽部局部淤血)、慢性支气管炎、支气管哮喘、风湿病等。

4. 慢性咽炎的预防　对于慢性咽炎,我们需要未病先防,以下几点可供大家参考。

(1)慎起居:保持室内空气新鲜是防治慢性咽炎的有效措施之一,居室还应当维持适当的温度与湿度,空气干燥及过冷、过热、过湿都会影响咽部黏膜的防御功能,造成咽部感觉异常,久之可导致慢性咽炎病变;同时要做到早晨、饭后及睡觉前漱口、刷牙,保持口腔清洁。

(2)调饮食:饮食宜清淡,少吃肥甘厚味及油炸类食物,春秋季节多吃一些具有酸甘滋阴的食品,如橘子、橄榄、鸭梨、青果及新鲜蔬菜等。有兴趣者也可自制秋梨膏以备不时之需,具体做法是:秋梨 10 个,萝卜 1 个,鲜藕 1 节,鲜姜少许,贝母、麦冬、冰糖适量,熬制成膏,每服一匙,白开水送下。

(3)动养生:加强锻炼,增强体质,达到"正气存内,邪不可干"的目的;减少烟酒和粉尘等刺激,纠正张口呼吸等不良习惯;还要避免过度发音。

(4)防外感:积极预防呼吸道感染,积极防治口鼻及咽喉疾病。

(五)痤疮的中医调理

痤疮俗称"青春痘",是一种以颜面、胸、背等处生丘疹如刺,可挤出白色碎米样粉汁为主要临床表现的皮肤病,是常见的发生于毛囊皮脂腺的慢性炎症性损容性皮肤病。现代医学认为,痤疮的发生主要与皮脂分泌过多、毛囊皮脂腺导管堵塞、细菌感染和炎症反应等因素密切相关。进入青春期后人体内雄激素特别是睾酮的水平迅速升高,促进皮脂腺发育并产生大量皮脂。同时毛囊皮脂腺导管的角化异常造成导管堵塞,皮脂排出障碍,形成角质栓即微粉刺。毛囊中多种微生物尤其是痤疮丙酸杆菌大量繁殖,痤疮丙酸杆菌产生的脂酶分解皮脂生成游离脂肪酸,同时趋化炎症细胞和介质,最终诱导并加重炎症反应。

中医认为痤疮是由于素体阳热偏盛, 加上青春期生机旺盛, 营血日渐偏热, 血热外壅, 气血郁滞, 蕴阻肌肤而成;或因过食辛辣肥甘之品, 肺胃积热, 循经上薰, 血随热行, 上壅于胸面而发病。而青春期后痤疮,中医认为除了嗜食辛辣肥甘, 或思虑伤脾, 致胃肠积热, 上蒸头面之外, 还由于工作紧张, 冲任失调, 肝气郁结, 日久化热, 或肾阴亏虚, 病久则气血瘀滞, 气机壅滞, 外发肌肤。此外近代许多医家在总结前人经验的基础上, 还提出痤疮尚可能与肾阴不足、湿热、血瘀、痰结、肝郁等因素相关。

1. 刮痧调理　取穴及部位:督脉、夹脊穴,背部膀胱经,手阳明大肠经,小腿部胃经,脾经、内庭、厉兑。操作:刮背部,取俯卧位,刮拭背部督脉及相平的夹脊穴各10~20次;刮拭背部膀胱经循行区域,各刮10~20次。刮上肢,取坐位,刮拭上肢远端的手阳明大肠经循行区域,重点刮拭曲池穴,可加点压、按揉手法,每侧刮拭10~20次。刮下肢,取坐位,刮拭小腿部胃经、脾经循行区域,各刮拭20~30次;点压、按揉内庭穴和厉兑穴。身体消瘦、椎体棘突明显突出者,宜用刮痧板的边角,由上向下依次点压按揉每一个椎间隙 3～5 次，以局部有酸胀感为宜。

2. 拔罐调理　取穴：大椎、肺俞、心俞、肝俞。操作：取俯卧位，大椎、肺俞、心俞、肝俞常规消毒，闪火法每穴留罐 5～10 分钟。一般每日或隔日调理 1 次，10 次为 1 个调理周期。

3. 砭术调理　取穴：印堂、神庭、攒竹、鱼腰、丝竹空、四白、太阳、劳宫、风市、背部膀胱经。操作：若丘疹散在不多，且无脓疮者，可行面部经穴砭术调理常规手法。取仰卧位，将砭板置于两眉间的印堂穴处，自印堂向上直抹到前发际处的神庭穴止。推抹 20～30 次。用力均匀一致，和缓有力，以局部微红为度。待局部有酸胀感、温热感及头目轻爽的感觉为宜。砭板自攒竹沿眉弓，自内向外，经鱼腰至眉梢丝竹空穴止，推而抹之，往返 7～8 次。由内向外推抹，不可逆行，速度宜缓慢。

（六）防治肾结石

肾结石是晶体物质（如钙、草酸、尿酸、胱氨酸等）在肾脏的异常聚积所致，为泌尿系统的常见病、多发病，男性发病多于女性，多发生于青壮年，左右侧的发病率无明显差异，90% 的结石含有钙，其中草酸钙结石最常见。人的两个肾可以过滤废物和体内多余的液体，肾结石通常在肾过多浪费和流体不足时形成。人体的废物可能包括矿物质和其他物质结合形成的颗粒物，大小从一粒沙子到一个豌豆大小，不等甚至像乒乓球一样大。随着结石的生长，会慢慢地堵塞尿路，尿液因为尿路的堵塞而无法排出，导致患者出现严重疼痛症状发生，若是堵塞情况出现进一步的恶化，病情严重的情况下甚至会发展成尿毒症，危及我们的生命安全。

1. 肾结石的症状　肾结石的症状取决于结石的大小、形状、所在部位和有无感染、梗阻等并发症。肾结石的患者大多没有症状，除非肾结石从肾掉落到输尿管造成输尿管的尿液阻塞。常见的症状有腰腹部绞痛、恶心、呕吐、烦躁不安、腹胀、血尿等。如果合并尿路感染，也可能出现畏寒、发热等现象。急性肾绞痛常使患者疼痛难忍。

（1）无症状：表面光滑的小结石，能随尿液排出而不引起明显症状，固定在肾盂、下肾盏内又无感染的结石也可以无任何症状。即使较大的鹿角形结石，若未引起肾盏、肾盂梗阻或感染，也可长期无明显症状，或仅有轻度肾区不适或酸胀感。

（2）疼痛：40% ~75% 的肾结石患者有不同程度的腰痛。结石较大，移动度很小，表现为腰部酸胀不适，或在身体活动增加时有隐痛或钝痛。较小结石引发的绞痛，常骤然发生腰腹部刀割样剧烈疼痛，呈阵发性。泌尿系统任何部位均可发生结石，但常始发于肾，肾结石形成时多位于肾盂或肾盏，可排入输尿管和膀胱，输尿管结石几乎全部来自肾。

（3）血尿：血尿常伴随疼痛出现。有时候患者无疼痛感，只有血尿或者血量极微，肉眼看不出来。体检时大多包含尿液检查，并且用显微镜检查尿液离心后的沉渣，如果看到红细胞数目过多就表示有血尿，有时正是肾结石的早期征兆。

（4）排石史：在疼痛和血尿发作时，可有沙粒或小结石随尿排出。结石通过尿道时有尿流堵塞及尿道内刺痛感，结石排出后尿流立即恢复通畅，患者顿感轻松舒适。

（5）感染症状：合并感染时可出现脓尿，急性发作时可有畏寒、发热、腰痛、尿频、尿急、尿痛症状。

(6)双侧肾结石引起两侧尿路梗阻、孤立肾或唯一有功能的肾结石梗阻可发生尿闭,一侧肾结石梗阻,对侧可发生反射性尿闭。

(7)腰部包块:结石梗阻引起严重肾积水时,可在腰部或上腹部扪及包块。

2. 肾结石患者的注意事项　一旦发现自己得了肾结石,最好去医院进行诊治,不仅能够控制病情的发展,同时也要积极地配合治疗,才能够更快地恢复身体的健康。肾结石患者除了要积极地配合医生的治疗之外,在生活中也要多注意一些事情,才能早日恢复身体的健康。

(1)要多饮水,少憋尿:相信很多人都知道得了尿结石应该多饮水,但是很多人都会疏忽。其实多喝水能够促进身体尿液的生产,将肾中一些细小的结石排出身体,缓解结石的病情,有益于身体健康。同时尽量不要憋尿,憋尿不仅会加重肾的负担,不利于病情恢复,同时也会导致结石的病情加重。

(2)限量食用动物肉类和内脏:对于肾结石患者而言,痛苦的来源是结石,而结石的主要成分就是尿酸,如果身体中尿酸过高,就会导致结石的频发。而我们日常食用的动物的肉类,还有动物的内脏,在经过身体代谢以后,会生成尿酸,若是不加限制,会导致身体内尿酸过高,从而引起肾结石的病情加重,不利于身体的健康。因此对于动物肉、内脏类食物,可以根据病情咨询医生,进行限量食用,避免超过安全值,更有益于肾的恢复。

(3)控制盐的摄入量:我们摄入身体中的盐分是要通过肾脏代谢的,若是经常食用过咸、含盐量过高的食物,就会加重肾的负担,从而导致肾结石的加重,不利于肾的健康。而且若是摄入的盐过多,会不利于治疗肾结石药物的代谢,影响药物的效果,导致疗效大打折扣。因此肾结石患者对于自己盐的摄入量要进行控制,不超过安全范围内的食用更有益于身体健康。

(4)避免草酸盐摄入过多:结石的主要成分是尿酸,但是结石中草酸盐成分也是比较多的,如果我们摄入的草酸盐过多,就会导致肾结石的加重,不利于肾结石的治疗和肾的恢复。因此对于一些含有草酸盐的食物,例如菠菜、番茄、坚果等食物,尽可能避免食用,以免影响治疗效果,不利于肾恢复健康。

六、保健养生

（一）冬吃萝卜夏吃姜，不用先生开药方

“冬吃萝卜夏吃姜，不用先生开药方”。这是一条经典的民间谚语，大多数人理解为冬天吃萝卜夏天吃姜，其实这里只是采用了一个古代常用的修辞手法——互文，冬夏泛指一年四季，正确理解应为四季常吃萝卜和姜，即可远离疾病。追根溯源，这句话涉及中医的一个养生理论，即《黄帝内经》中提到的“春夏养阳，秋冬养阴”，这个理论的得出又和人们体内阴阳之气的升发潜藏密切相关。

中医强调天人合一，“万物之外，六合之内，天地之变，阴阳之应”。我们都知道，春夏之季万物复苏，花草树木从发芽到蓬勃生长，气温从回暖至炎热，都是阳气升发旺盛的表现；同时人们体内的阳气也随之升发往外，温煦振奋人体，因此在春夏季节人会更有精神，更喜爱室外活动，而此刻阴气便潜藏在体内，保护滋润着身体，确保不被过于炎热的外来之气所伤。反之，在秋冬之季，气温逐渐从凉爽至寒冷，花草树木也开始枯萎凋谢；自然界中的阴冷之气便开始升腾，人们体内的阴气也随之往外，因此我们也变得更爱早睡，减少户外活动；此时阳气便随之潜藏到体内，温煦身体，以减

少阴冷之气太过所带来的伤害。春夏之时，人们喜欢进食生冷食物，但此时体内阴气相对较盛，不仅起不到保护身体的作用，反而会助长阴凉之气，导致身体出现一系列的不适，比如腹痛、腹泻等；反之，秋冬之季阴气外长，体内阳气相对较盛，此时过于辛温的食物又会助长体内的阳气，容易出现身体干燥、干咳、小便黄、大便干等症状。因此，前人便提出"春夏养阳，秋冬养阴"的重要养生原则。

在中医经典著作《伤寒论》中也有类似的论述："五月之时，阳气在表，胃中虚冷，以阳气内微，不能胜冷，故欲著复衣；十一月之时，阳气在里，胃中烦热，以阴气内弱，不能胜热，故欲裸其身。"这是什么意思呢？就是说，五月（夏季）的时候，阳气在人的皮肤之表层行走，胃中虚寒是因为体内阳气虚弱，人不能忍受寒凉，所以就想多穿衣服，十一月（冬季）的时候，阳气在体内潜藏，胃中烦热是因为体内阴气虚弱，人不能忍受燥热，所以就想脱掉衣服。我们再具体到生姜和萝卜这两味药。生姜，性温味辛，可解表散寒、温肺止咳、温中止呕，在夏季阳气外越而体内阴气较盛之时，可以起到温中补阳、祛除胃寒的作用；而萝卜味甘性寒，可下气、消食、利尿、润肺祛痰、解毒生津，所以在冬季阴气在外而体内阳气较盛的情况下，食用适量萝卜可以滋阴生津以缓解胃中燥热。

那么夏天还可以吃萝卜，冬天还可以吃姜吗？答案是肯定的，萝卜和姜现在都是人们生活中常见的食材，它们也都有药食两用的特点，并且这两种食材都不是大热或大寒之品，只要是适量食用，一年四季都是可以的。冬天若是因为淋雨或其他原因感受了寒邪，喝一碗生姜汤散表邪反，可以很快缓解症状。

(二)预防早衰,“生命在于运动”

《素问·上古天真论》:“今时之人不然也,以酒为浆,以妄为常,醉以入房,以欲竭其精,以耗散其真,不知持满,不时御神,务快其心,逆于生乐,起居无节,故半百而衰也。”

上文揭示:现在的人把酒当水浆,滥饮无度,使反常的生活成为习惯,醉酒行房,因恣情纵欲,而使阴精竭绝,因满足嗜好而使真气耗散,不知谨慎地保持精气的充满,不善于统驭精神,而专求心志的一时之快,违逆人生乐趣,起居作息毫无规律,所以到半百之年就衰老了。

随着人类老龄化社会的进程,老年期痴呆已经成为危害人类健康的重大疾病之一。它是一种严重的退行性脑病,临床特征是进行性认知功能障碍,至疾病后期,患者生活不能自理及卧床不起,不能说话,甚至连自己的近亲都不认识。因此,有效地预防本病是目前亟待解决的问题。

“生命在于运动”,即保持年轻,预防早衰的秘诀是勤于用脑、积极健康的心态、体育运动等。

(1)科学家通过调查大量的长寿老人,发现他们离退休后都在继续学习、著书等,这样可以使智力和思维水平保持在较高水平,从而延缓衰老。科学研究也发现,大脑使用程度越高,脑神经元上长出的突触越多越长,接受信息也就越多。如果懒于动脑,突触就会不生长或萎缩。突触越多而长,接受的信息就多,神经元的功能也就强。

(2)脑血管的供血程度、紧张度都与情绪因素有密切关系。长期的精神紧张、情绪焦虑、心里苦闷等因素都能引起脑血管收缩而影响供血，使大脑功能降低。因此保持良好的心态、健康而稳定的情绪，是保证身心健康、防早衰、防痴呆的重要条件。

(3)体育运动可以增进机体的一切生命活动，促进身心健康。对老年人来说，活动可以增加与社会的接触，缓懈焦虑，消除抑郁情绪。运动后神经系统对体内一切活动的调节和指挥将更有效和正确。所以体育运动是保持机体健康、提高乐观情绪、推迟衰老的有效措施。

另外，不良的心理，如性格缺陷、情感失调（负性情绪），对老年期痴呆的发生发展起促进作用，而运动和勤于用脑则可以延缓或减轻老年期痴呆的发生。老年人经常保持健康的心理，适当地运动，勤于用脑，再加上合理的营养，是健康长寿的有力保证。

（三）不做“夜猫子”

“夜猫子”是对长期熬夜的人的一种形象叫法，这类人长期不能获得充足睡眠。睡眠与空气、食物、水一样都是人类生活中的基本必需品。充足的睡眠可以让人恢复精神和解除疲劳，成年人每天至少要睡 7 个小时，如果没有足够的睡眠会给人的身体健康带来危害，还会降低生活质量。人体的生物钟的节律，是自古以来就有的，已经形成了定式，但是自从照明灯具被发明了之后，越来越多的人可能会选择熬夜。进入现代社会后，人们的夜生活也越来越丰富多彩，熬夜俨然成了大多数人的默认选项，可它却严重影响着人们的睡眠时间和质量。近年来，因长期睡眠不足而最终猝死的新闻屡见不鲜：2015 年，34 岁的歌手姚贝娜，因熬夜工作、过度劳累导致乳腺癌复发而永远失去生命;2016 年 6 月,年仅 34 岁的天涯副主编金波猝死在地铁里,死因是熬夜过劳,突发疾病;成为百度程序员才 4 个月的中山大学毕业生,因连续工作 48 小时,生命也在熬夜中结束了。

熬夜究竟有多大的危害,让我们一起来了解一下。

1. 皮肤受损　如果长时间熬夜,人的内分泌和神经系统的正常功能就会失调,导致皮肤干燥、弹性差、晦暗无光、缺乏光泽等,容易出现暗疮、粉刺、黄褐斑、黑斑等问题。

2. 抵抗力下降　熬夜后,人会疲劳、精神不振,身体抵抗力随之下降。而对于抵抗力比较弱的人来说,感冒等呼吸道疾病及消化道疾病也都会找上门来。

3. 记忆力下降　人的交感神经应该是夜间休息,白天兴奋。而熬夜者的交感神经却是在夜晚兴奋,这样的人在白天会出现没精神、头昏脑涨、记忆力减退、注意力不集中、反应迟钝、健忘以及头晕、头痛等现象。时间长了,还会导致神经衰弱、失眠等。

4. 消化功能受损　熬夜时人的生活往往不规律,因为要熬夜,有的人晚餐会吃得比较多,还有的人熬夜时饿了常会大吃一顿,因此熬夜者也常有肠胃疾病,如消化不良等。

另外,对于熬夜者来说,身体是在超负荷工作,因此容易出现阴虚火旺的症状,也就是人们常说的“上火”。

经常熬夜的人,应采取哪些能自我保健的措施呢?一是加强营养。应选择量少质高的蛋白质、脂肪和 B 族维生素食物,如牛奶、牛肉、猪肉、鱼类、豆类等,也可吃点干果如核桃、大枣、桂圆、花生等,这样可以起到抗疲劳的功效。二是加强身体锻炼。可根据自己的年龄和兴趣进行锻炼，提高身体素质；熬夜中如感到精力不足或者困意较浓，就应做一会儿体操、打太极拳或到户外活动一下。三是调整生理节律。常年熬夜者应根据作息时间表，并不断修改至适应。四是消除思想负担。常熬夜者切忌忧虑和恐惧，应树立信心，在夜晚工作中保持愉快的心情和高昂的情绪熬夜。另外早晚敷面也很重要，按摩敷面可以调理熬夜后的问题肌肤，对脸部进行适度地简单按摩，可以增加皮肤的弹性，但是一定要选择天然的敷面产品来解决问题。所以，对于“夜猫子”来说：①不管你熬夜到多晚，睡前或起床后一定要利用 5 ~ 10 分钟敷一下脸（最好使用保湿面膜），来滋养缺水的肌肤。②起床后利用冷、热水交替洗脸，刺激脸部血液循环。③保持愉快的心情，笑脸迎人，皮肤也会显得有“精神”。

（四）预防老寒腿，做好保暖很重要

俗话说，“寒从足下生，下肢暖，全身益”。对于“老寒腿”患者而言，更要做好腿部的保暖工作。老寒腿最怕风、冷、潮湿，所以平时一定注意不要将床铺放在风口处，以防睡中受凉。被褥也要经常晒洗。对于症状较重的患者而言，戴护膝是个不错的办法，而运动更是必不可少的。“筋为骨用，筋能束骨”，进行腿部肌肉的锻炼对膝关节而言也是一种很好的保护。冬季戴护膝可以很好地预防老寒腿的发作，如果是秋天气温还较高，只用布制的有弹性的膝围就可以了。

有些患者在老寒腿发作的日子里喜欢用热敷的方法，这种做法有待商榷。对于老寒腿患者而言，治疗当以驱寒为主，而热敷可

及时缓解症状，不利于寒邪的发散，科学的办法是泡脚。中医有“百病从寒起，寒从脚下生”之说。人体的十二条经络有六条发源于脚底，泡脚便可以起到刺激经络运行的效果。血得热则行，泡脚可以使气血流动加快，促进阳气升腾，寒湿之邪无处藏身，老寒腿也就逐渐好转了。此外，经常泡脚对养生也是很有好处的，我国有首民谣云：“春天洗脚，升阳固脱；夏天洗脚，暑湿可祛；秋天洗脚，肺润肠濡；冬天洗脚，丹田温灼。”可见泡脚不光护脚，还能护身。

泡脚时可以在水里适当加些祛寒的药物，厨房里常见的花椒就是一种很好的祛寒药。花椒性温，在中药里属于祛寒类的药物，能除五脏六腑之寒，且能通血脉，调关节。泡脚前先抓一把花椒加入适量水煎，待药效充分融入水中时倒入盆中先熏双脚，等水温到能下脚时用来泡脚。在这个过程中可以不断加入热的花椒水，水以盖过脚踝为好，泡上半小时，以全身微微冒汗为宜。除了花椒外，艾叶祛寒除湿的效果也不错。

运动疗法也能防治老寒腿。经常运动有助于疏通腿部气血，强筋壮骨，增加阳气，这对于预防老寒腿也是益处多多。需要注意的是，老寒腿的症状主要为膝关节疼痛，许多患者在锻炼时经常以半蹲的姿势做膝关节前后左右的摇晃动作，但这只能达到相反的效果。因为半蹲时身体的重量全部承压在下半身，这样反而会加重膝关节的负担，从而使症状加重。

下面再介绍几种预防方法。①干洗脚：不用水的“干洗脚”对老寒腿也有很好的预防效果，而且随时随地都可进行。如何洗呢？双手相合抱住大腿根，然后用力向下按压，一直到脚踝部，之后再从脚踝按压至大腿根部。如此反复20次，站立、坐立均可。老年人行动不便时还可以坐在床上按摩。这个方法主要是通过刺激腿部经络、促进腿部气血循环而起到祛寒的效果。②甩腿法：双手扶墙或树等支撑物，一只脚直立，另一只腿抬起做前后甩动，如此反复50次。甩腿的过程中要注意膝关节保持绷直，这样也可以起到锻炼腿部肌肉、促进气血流通的效果。对于行动不便的老年人来讲，也可以试试骑车法。具体方法是身体平躺于床面上，双脚轮流抬起做蹬自行车的动作，这样可以使腿部得到锻炼，操作起来也比较安全。

（五）经常手麻要重视

很多人在生活中都有过手麻的经历，多数都是一过性的，或经过休息可以很快缓解，不足为虑。但也有人在日常生活中经常出现手指或手掌部麻木，这是怎么回事呢？经常手麻小心以下几种病。

1. 颈椎病　这是引起手指发麻的最常见疾病。由于长期久坐缺少活动或颈部姿势异常，尤其是使用电脑、手机时间过长，使颈部椎间盘发生退行性变，导致椎间盘突出或是关节突发生增生或肥大，这些突出的颈椎间盘或增生的关节突一旦压迫邻近的颈神经根时，便会出现手指发麻的情况。除了末梢神经感觉异常以外，还伴随其他症状，如颈肩部肌肉酸痛、上肢有放射痛或活动障碍。通过拍摄颈椎正侧位X射线片有助于确诊此类疾病。

2. 一过性脑缺血（小中风）　这也是手指发麻的常见原因，尤其是一侧肢体发麻时要考虑这个病。本病一般起病突然，持续时间较短，常常伴有肢体无力、头晕、头痛等其他症状。一过性脑缺血的原因和发病机制多为脑动脉壁微栓子脱落、脑动脉狭窄的基础上出现血压下降，以及脑血管痉挛等。如果出现上述症状，应及时到医院就诊，全面筛查脑血管病的危险因素，如高血压、高脂血症、高血糖、心房颤动等，并给予积极的预防和治疗。

3. 糖尿病　双侧对称性出现手指发麻是糖尿病周围神经病变的常见症状。流行病学显示，我国居民的糖尿病患病率已达9.7%，患病总数接近1亿。很多糖尿病患者的血糖得不到有效控制，多种并发症在病程的早期阶段即已出现，但未引起重视，以致逐渐加重，出现手指麻木等现象。因此患了糖尿病后，一定要进行正规合理的治疗，把血糖控制到正常范围，并注意补充多种维生素，还应配合应用改善血液循环的药物，手指麻木感便会消除。

4. 末梢神经炎　手指发麻伴疼痛和无力，双侧对称出现，提示可能患有末梢神经炎，可由多种原因引起。本病致病原因不同，其临床表现也略有不同。如为中毒所致，其疼痛较为剧烈；如为营养代谢障碍所致，其无力和麻木较为明显。一般病情进展较慢，恢复也较为困难。

综上所述，如果出现持续性手麻的话，一定要及时就医检查，切不可当作小问题不重视。

（六）风湿病的保健和养生

风湿病是一种侵犯关节、骨骼、肌肉、血管及有关软组织或结缔组织为主的疾病，肌腱、韧带、滑囊、筋膜等部位最常受到侵犯，进而出现疼痛、结节、皮温异常、关节变形，其中多数为自身免疫病。发病多较隐蔽而缓慢，病程较长，且大多具有遗传倾向。中医的针灸和药膳对疾病的恢复有很大作用。

1. 针灸治疗风湿病

（1）泻法：泻法是用针灸祛除邪气、恢复正气的一种治法，放血也属于泻法，运用于实证。①泻热通里取大肠俞、天枢、丰隆、足三里，采用泻法行针，留针30分钟；②发汗解表取风池、大椎、身柱、风门、合谷，采用泻法行针，留针30分钟；③活血祛瘀、消肿散结取膈俞、血海，具体操作时可在局部选择数处穴位，用三棱针刺出血，以泻其恶血。

（2）补法：①补肾固本取肾俞、关元俞、关元、三阴交，针用补法，或针后加灸，以补肾气，固本扶正；②补益气血取足三里、三阴交、气海、膈俞、脾俞、肝俞，针用补法或针后加灸，以益气生血；③补中益气取中脘、天枢、气海、足三里，针用补法或针后加灸以补中焦脾胃之气；④补益肾阴取志室、太溪、照海，针用补法，留针时间较长，以益肾补阴。

（3）清法：是用针灸疏风散寒、清热解毒开窍的一种治疗方法。适用于热证。①疏风清热取风府、风池、身柱、肺俞，用三棱针刺出血，合谷、列缺针用泻法，主治风热、表热证；②清热解毒取大椎、颊车、合谷，针用补法，取少商、商阳点刺出血，以治疗湿毒热等症；③清利湿热，根据热在何脏何腑，取本经之井穴或荥穴，用毫针点刺出血，以治疗脏腑热证；④清热开窍取百会、人中、承浆、十宣点刺法出血，用泻法以治疗热盛窍闭之症。

（4）温法：①回阳固脱取关元，用灸法，时间宜长，用以治疗目合口张、手撒遗尿、四肢厥冷、脉弱之元阳欲脱之症；②温经通络，根据寒邪所在部位，循经取穴，针用补法，留针；或用温针，针后加灸，使其产生热感，主治风湿痹痛等症；③温中散寒，取上脘、中脘、下脘、梁门、建里、足三里，针用补法，多用温针，针后加灸使其产生热感，以治疗虚寒之症。

2. 药膳治疗风湿病

（1）黄焖鳝鱼原料：黄瓜 150 克，紫苏 10 克，黄鳝 500 克，精盐、味精等适量。黄鳝去除鳝骨及肚内杂物，用盐擦洗干净，用滚开水去除血水、黏液，切成小块；锅中倒油，烧至八成热，倒入黄鳝煸炒，放紫苏、黄瓜，加入适量清水，武火煮沸，放入精盐、味精等调味品，搅匀即可食用。可补气益血，祛湿强筋。《随息居饮食谱》谓"鳝甘热，补虚助力，善去风寒湿痹，通血脉、利筋骨"。紫苏叶既有善解鱼蟹之毒的特性，还有芳香健脾、调味的作用，此肴趁热食用香嫩可口。

（2）山药乌蛇汤原料：乌梢蛇肉 500 克，山药 15 克，茯苓10 克，薏苡仁 10 克，生姜 5 片，盐、味精、猪油适量。将乌梢蛇肉洗净切成小段，与山药、薏苡仁同放入锅内，加适量水，煮沸，添加猪油、盐、姜、味精等调味，饮汤吃肉，可祛风湿。乌梢蛇具有除风湿和解毒功能，与茯苓、薏苡仁等祛湿药物配用，更加强了蛇肉的祛风湿作用。故此方对风湿性关节炎、类风湿关节炎等症有较好的辅助治疗作用。

（七）冬病夏治三伏贴

三伏贴，又名天灸，是一种传统的中医外治法，其主要以中药直接贴敷于穴位，经由中药对穴位产生刺激，达到治病、防病的效果。三伏贴主要用于调治秋冬春季容易反复发作或者加重的慢性病，是我国传统医学中独具特色的冬病夏治保健疗法，与现代预防医学有异曲同工之妙。中医学认为，在一年中最热的三伏天贴敷，可以治疗多种反复发作的寒性病症，连续贴敷3年以上，症状大多能够明显减轻，发病率减少。

冬病夏治是中医学防治疾病的一个富有特色的重要方法，三伏贴是其中的一个。它是根据《黄帝内经》中“春夏养阳”的原则，利用夏季气温高，机体阳气充沛，体表经络中气血旺盛的有利时机，通过适当地内服或外用一些方药来调整人体的阴阳平衡，使一些宿疾得以减轻。可以说，冬病夏治体现了中医学人与自然相协调的整体观念和对疾病重视预防为主的理念。

三伏天是一年中最热的时段，人体腠理疏松，营卫通达，药物易于透过皮肤吸收；而药物贴敷后，又可使局部血管扩张，促进局部循环，从而使药物渗透到体内，祛除病根，达到防病治病的目的。把握好这个时机，利用三伏贴这个传统治疗手段，在特定的时间，通过特定的穴位，辅助特定的药物，借“天阳”之阳热实现效果的最大化。

对于患有慢性寒性疾病的人来说，冬季气温低，如哮喘这类病特别容易复发，冬季治疗以治标为主，不能从根本上消除病因；夏季人的阳气旺盛，体内凝寒之气处于易解的状态，再加上得天阳之助，影响其发病的气候因素比较少，症状通常较轻，有足够的时间扶正固本，以提高机体的免疫能力，以期达到痊愈的目的。比如鼻炎、哮喘、支气管炎、慢性咳嗽等疾病，多属于寒证，多在冬天发作，比较顽固。夏天作为一年中阳气最盛的季节，根据“寒者热之”的治疗原则，借天时人和，进行冬病夏治，可以收到事半功倍的疗效。

三伏贴是季节性疗法，对时间有一定要求。根据中医理论，每伏第一天是开穴的日子，此时进行敷贴治疗效果最佳，因此建议最好每伏第一天进行三伏贴治疗。当然也不必过分拘泥于此，只要在三伏期间进行敷贴都会有满意的疗效。

一般情况下，上午和下午都可以进行三伏贴，不过，上午敷贴的效果会更好。中医讲究天人合一，三伏天阳气最盛，三伏贴正是要借助这种阳气达到理想治疗效果，而一天中又以中午阳气最盛，所以建议大家上午去医院敷贴，这样治疗效果会更好。

另外，三伏贴主要是通过毛细血管入药，所以毛孔张开时贴效果才最佳。而一天当中晚上毛孔处于休眠状态，此时并不利于用药，效果不好。

以下几种疾病最适合三伏贴。①肺系疾病：体虚感冒、慢性咳嗽、慢性支气管炎、哮喘、阻塞性肺气肿、肺间质疾病、肺功能不全、变应性鼻炎、慢性鼻炎、慢性咽炎、变应性咽喉炎等。②疼痛性疾病：风湿免疫性疾病，如风湿性与类风湿关节炎、强直性脊柱炎；肢体经络类疾病，如肩周炎、颈腰椎病、腰腿冷痛、四肢冷麻、腰肌劳损、坐骨神经痛、膝关节炎、"网球肘"、电脑手等。③寒性疾病：脾胃虚寒，如慢性胃炎、慢性肠炎、慢性结肠炎、虚寒性腹痛腹泻等；肾阳虚证，如前列腺疾病、阳痿、遗精、早泄等；冲任虚寒，如痛经、慢性盆腔炎、宫寒不孕等。

三伏贴有其独特的治疗优势，也越来越受到广大人民群众的喜爱。但很多人不知道，进行三伏贴之前要有备而去，贴敷之后也有禁忌。

1. 敷贴时要注意着装　因为很多疾病要在颈背部、腹部、腰部、腿部进行贴药，女士们最好不穿连衣裙、连身衣，可选择深色较宽松的衣服，避免药膏污染衣服。

2. 敷贴当日饮食宜清淡　忌食辛辣刺激性食物以及海鲜、蘑菇、牛肉、韭菜等发物，少吃寒凉食物。

3. 敷贴当日不宜游泳　贴后亦忌立刻洗澡，建议沐浴时清水外洗，不宜用较多的碱性洗剂，防止皮肤破溃。

4. 敷贴期间建议远离空调、电风扇　必须使用空调时，可将温度调至26～28摄氏度，温度不可过低，以免因毛孔开放，寒气入内，引起外感疾病。

5. 锻炼要适度　尽量避免汗出过多而使敷贴药物脱落。

6. 不要在阴凉地方停留太长时间　三伏贴贴上后不能贪凉，适当保持身体微微出汗，使体内阳气充分生发，达到最佳治疗效果。

（八）常贴耳穴好处多

耳朵不仅是我们的听觉器官，也是全身经络的汇聚之处。长沙马王堆出土的医书《阴阳十一脉灸经》中，就提到了与上肢、眼、咽喉相联系的“耳脉”。随着中医学理论与实践的发展，人们发现人体十二经脉中，有的经脉直接入耳，有的经脉分布在耳郭周围，有的经脉虽然不直接与耳联系，却通过经别、别络等与耳关联，因此可以说人体十二经脉均直接或间接上达于耳。耳朵与经络、脏腑有着密切的关系，各脏腑组织、器官在耳部均有相应的反应区，排列得密密麻麻，我们称这些反应区为“耳穴”，区别于身体的其他穴位。

从全息医学的角度来看，耳朵可以看作是人身整体的缩小，带有身体的全部信息。如果人体发生疾患时，常会在耳朵的相应部位出现阳性反应点，最常见的是压痛，轻轻一压就疼痛难忍。除压痛外，外观可见到变色、变形、丘疹、结节、凹陷、水疱、血管充盈等变化，但需细心察看，并与正常部位比较，方可发现。如果对这些部位和与病情相关的一些耳部反应区进行有效的刺激，可以有助于减轻症状，甚至治愈疾病。中医用耳穴治疗疾病的道理，也正是源于此。

将耳朵倒过来看，会发现它就像一个安详蜷睡的胎儿。柔软的耳垂像胎儿的头部，这部分也与人体的头脑、面颊密切相关。正对耳孔开口处凹陷，叫耳甲腔，这个地方对应着我们的胸部及胸腔内器官，如气管、食管、心、肺等。耳甲腔的上方凹陷叫耳甲艇，对应着人的腹腔及腹腔内器官，如小肠、十二指肠、阑尾、盆腔等。而耳郭的外周耳轮则相当于我们的颈项、四肢。

当人体出现病变时，我们可以通过耳穴贴压疗法进行治疗。耳穴贴压是使用药物或磁珠等圆形物质贴敷于耳穴，按摩刺激相关耳穴来缓解病痛、解除疾病。民间常说的“贴耳豆”即是指此。

耳贴(俗称“耳豆”)多用中药王不留行籽、黄荆子等，也可以因地制宜用适当大小的植物种子(如油菜籽)，亦可用磁珠等。凡是表面光滑、质地坚硬，适合贴压穴位面积大小，且无副作用的物质均可选用。现在大多数药店均有耳贴售卖，可直接购买使用。

耳穴贴压操作起来比较简单。事先准备好耳贴(个数依据需要贴敷的穴位数准备)、镊子1把以及75%酒精1瓶和棉球适量，用镊子夹取棉球，蘸取75%酒精对耳郭和相应耳穴部位进行消毒，再夹取耳贴，对准穴位贴压。每贴压 1 次，可在耳穴上保留 3 日左右，按时更换。贴压期间可每日自行按摩。

耳穴贴压法是耳穴疗法中最常见的一种，它具有方便实用、简单易行、迅速有效的特点。这是因为耳贴固定在相应耳穴上，能稳定持久地刺激反应点，大家可根据需要每天定时或不定时进行按压刺激，也可根据病情需要随时按压；耳穴贴压不用针刺，对人体组织没有损害，这就可以避免针刺带来的疼痛和感染的可能性，因此广受百姓欢迎。

以下介绍两种常见疾病的耳穴疗法。①感冒：肺、内鼻、气管、肾上腺。配穴：咳嗽加支气管、对屏尖，前头痛加额，偏头痛加枕，头顶痛加顶，食欲不佳或便秘加胃、大肠。每日选穴 3 ~5 个，贴压后按压数秒，每日自行按压 3 ~4 次，每次 1 ~3 分钟，5 日换 1 次穴，两耳轮替贴压。②小儿功能性便秘。取穴：便秘点、直肠下段、大肠、脾、皮质下、三焦。选好穴位，每周贴 2 次，5 次为 1 个疗程。每次按压 3 ~5 分钟，按压程度以各人耐受为宜。两耳交替贴压。

耳穴贴压虽简便，却也并非百无禁忌，以下注意事项需谨记：①酒精消毒必不可少，以防感染；②耳部若有湿疹、溃疡、冻疮破溃者，不适宜用耳穴治疗；③耳穴贴压不宜过多，每次选择 3 ~5 个穴位即可，耳郭前后部分均可选用穴位贴压；④自行按摩耳贴时，当以按压为主，切勿揉搓，以免搓破皮肤造成感染。

（九）艾灸知多少

艾灸是用艾叶制成的艾灸材料产生的能量刺激体表穴位或特定部位，通过激发经气的活动来调整人体紊乱的生理生化功能，从而达到防病治病目的的一种治疗方法。它起源于我国的商周时期,流传至今,历经千年而不衰。

艾叶能宣理气血,温中逐冷,除湿开郁,生肌安胎,利阴气,暖子宫,杀蛔虫,灸百病,能通十二经气血,能回垂绝之元阳。用于内服治宫寒不孕、行经腹痛、崩漏带下。外用能灸治百病,强壮元阳,温通经脉,驱风散寒,舒筋活络,回阳救逆。

灸法是利用艾绒在体表穴位上的烧灼,借助灸火的温和热力和药物的作用、腧穴的功能,通过经络的传导,起到温通气血、扶正祛邪的作用,达到治疗疾病和保健目的的一种外治法。清代吴仪洛著《本草从新》中记载艾叶"苦辛,生温,熟热,纯阳之性,能回垂绝之阳,通十二经,走三阴,理气血,逐寒湿……以之灸火,能透诸经而除百病"。意思说:艾绒制成的艾炷,能使热气内注,温煦气血,透达经络,并且艾灸一些具有补益强壮作用的穴位,故而能够达到扶正祛邪、强身保健的作用。保健灸法是自古以来的防病之术。

艾灸的作用广泛,现代研究认为,艾灸燃烧时产生的热量,是一种十分有效并适应于机体治疗的物理因子红外线。根据物理学的原理,任何物体都可以发射红外线和吸收红外线,人体也不例外。近红外线对人体的穿透深度较远红外线深,最多可达 10 mm,并被机体吸收。研究认为,艾灸在燃烧时产生的辐射能谱是红外线,且近红外线占主要成分。近红外线可激励人体穴位内生物分子的氢键,产生受激相干谐振吸收效应,通过神经-体液系统传递人体细胞所需的能量。艾灸时的红外辐射可为机体细胞的代谢活动、免疫功能提供所必需的能量,也能给缺乏能量的病态细胞提供活化能。而艾灸施于穴位,其近红外辐射具有较高的穿透能力,可通过经络系统,更好地将能量送至病灶而起作用。临床实验研究证明,灸法可以调整脏腑功能,促进新陈代谢、改变血液成分,增加白细胞、血红蛋白、红细胞的数量和白细胞的吞噬功能,加强免疫力,提高机体的抵抗力,从而起到预防保健的作用。艾灸的具体作用如下。

1. 温经散寒,调和气血　通过经络穴位的温热性刺激,以加强机体气血运行。在临床治疗中,凡阳虚导致的虚寒证,或寒邪侵袭所致的实寒证,以及寒凝经脉气血阻滞所致的各种疼痛,都是艾灸使用的范围。

2. 补虚培本,回阳固脱　艾灸能增强腑脏功能,补益气血,填精益髓。大凡先天不足,后天失养及大病、久病之后导致的功能低下、气血虚弱、中气下陷、精髓亏空等病症,可用艾灸。

3. 行气活血,消肿散结　大凡阴寒之邪,如寒、湿、痰浊等所致的气血凝滞及形成的肿块,可艾灸。

4. 预防疾病,强身健体　艾灸能增强人的正气,抵御疾病。对于中老年人而言,没病灸之也不错,高血压、脑卒中、流感等疾病,都可艾灸。

(十)小火罐舒舒服服"拔"走病

拔罐法又名"火罐气""吸筒疗法",古称"角法"。这是一种利用燃烧、抽吸、挤压等方法排出罐内空气,造成负压,使罐吸附于体表腧穴或患处产生刺激,以防病治病的方法。因其省时省钱,没有药物副作用,便捷有效,可谓"舒舒服服拔走病"。

人在正常情况下,气血运行阴阳失调,维持着人体的生理活动。反之则导致疾病的发生。拔罐疗法乃借助于罐的吸力，可疏通气机，祛除疲血，从而使气血畅通，阴阳平衡，达到治病的目的。

1. 适用拔罐疗法的疾病：拔火罐的适应证有很多，如外感风寒、风湿痹痛、腰背痛、头晕头痛、寒咳哮喘、筋骨劳损、各种神经性疼痛、慢性软挫伤、泄泻、腹胀腹痛、消化不良、失眠、肌肉萎缩、痤疮、带状疱疹、毒蛇咬伤等。拔罐方式不同，治疗的病症也不一样，闪罐、留罐、走罐是最常用的方法。闪罐主要用于面积比较大的部位，可大范围操作，感觉更舒服一些。留罐通常是针对某个固定的部位，或是针对特定的穴位使用。走罐则可选择如背部、肩部等一些肌肉厚的部位操作，活血通经效果明显。

古人早在《灵枢·经脉》篇记载过："盛则泻之，虚则补之，热则疾之，寒则留之，不盛不虚，以经取之。"拔罐疗法辨证准则归为补法、泻法、平补平泻3种。

虚证多表现为体虚的症状，常用中小罐，轻拔轻吸，起补益扶正调节脏腑经络之功。

实证经络淤滞，如扭闪或气滞血瘀形成的肿痛，可采用多罐密排法拔吸，去瘀泻热通阔经气。

热证宜用大号罐，重拔多留罐，使被拔者皮肤达深红色以泻邪热。

寒证见于脏腑经络之气凝滞，应重拔留罐，或推走罐，以激发经气，复阳散寒邪。

"虚、实"不明显疾病，只取其相关经穴，用中号罐，吸拔力量介于补、泻二法之间。留罐时间大多数15分钟左右，被吸拔处呈淡红色为宜。

2. 拔火罐的禁忌证

（1）不宜拔火罐的病症有较重的心脏病、血友病、过敏性皮肤病、皮肤极度松弛、全身性皮肤病、高度水肿、全身高度消瘦或衰弱，精神过度紧张且劝慰无效者、孕晚期孕妇、4 岁以下幼儿、80 岁以上老人均不宜拔火罐。

（2）禁忌在颈部两侧、血管浅处、心搏动处、鼻眼及皮肤细嫩处拔罐。应选取肌肉丰满，皮下组织丰富，毛发稀少部位。

（3）拔罐时间以 10 分钟左右为宜，如投处肉厚，病重，年轻而体实，拔时尚无不适，吸力不大时，时长些，反之时短些。使用火罐数以每次 1 ~ 5 个为宜，吸力越大疗效亦大，拔罐时不可乱动，以防落罐。

（4）在拔罐中如出现头昏、恶心、面色苍白、四肢发凉，应立即取下火罐，卧床休息保暖，喝热水。

（5）取罐时采用一手扳罐底，一手按罐周皮肤，让空气进入罐内，即可去掉。负压罐可从皮塞处针刺放出空气、负压消失。

（6）起下后被拔局部略高于周围皮肤且现绛红色。勿使着凉、风吹和水洗。

（十一）脾虚的调理

脾虚泛指因脾气虚损引起的一系列脾脏生理功能失常的病理现象及病证。脾在五行中属土，在五脏阴阳中属阴中之至阴。脾主运化，能升清，统摄血液，输布水谷精微，为“气血生化之源”。人体出生后，各脏腑组织器官皆依赖脾所化生的营养物质而工作，故称脾为“后天之本”。脾有运化食物中的营养物质和输布水液以及统摄血液等作用。脾虚则运化失常，并可出现营养障碍，水液失于布散而生湿酿痰或发生失血等症。饮食失调，劳累过度，久病气虚都可引起脾虚，进而引起腹胀、腹泻、呕吐等一系列不适症状。

现代医学认为脾只是人体的一个脏器，脾中含有大量的淋巴细胞和巨噬细胞，是机体细胞免疫和体液免疫中心，属于免疫器官。中医学认为脾胃虚弱属于肠胃的功能性病变，胃肠道本身可能没有明显的病变，主要表现为消化不良的相关症状，如腹胀、反酸、胃灼热、恶心等。

1. 脾虚对身体的危害

(1)引起肥胖：脾虚引起胃肠道的运化功能下降，代谢困难，食物过多地积存在体内，就会导致脾胃的功能进一步下降，湿气大量停留聚集出现肥胖。肥胖容易引起心脑血管疾病、脂肪肝等，人会因为肥胖引起的疾病过早死亡。

(2)气色变差：脾虚导致食物无法运化，以致面黄、气血亏虚、头晕乏力，甚至精神不振、浑浑噩噩，而且这类人的抵抗力也会降低，容易生病。

(3)导致腹泻、月经量多：腹泻是脾虚比较明显的症状，由于脾阳虚，使食物无法运化，导致湿气侵入体内，大便无法成形而稀薄，出现腹泻。脾是气血生化之源，如果脾虚，就不能统血，摄血无权就会出现慢性出血，从而导致月经量多。

2. 脾虚的辨识

(1)从口看脾虚：中医学认为脾主运化，开窍于口，所以脾是否虚要多看看口和唇。口腔作为消化食物的第一站，作用很重要。中医学认为，口与脾的功能是协调一致的，脾的功能可以从口反映出来。脾虚则无味，脾热会出现口中甘甜，脾失调则会出现口腻、口苦的现象。所以，脾虚与否可以从口辨别出来，如果口中出现异常，大多是因为脾胃功能失调而造成的。

（2）从唇看脾虚：①唇生疮。脾失去运化功能，使食欲下降，清气不升，湿阻中焦，引起口角生疮，这是脾虚湿阻的体现；口疮多生于唇部、舌头和口腔的两侧，如果反复口角生疮，可能与胃阴不足有关。②嘴唇无光。脾气充足的话，嘴唇就红润有光泽，如果嘴唇淡白无光，那就表示脾胃虚弱；嘴边黑是典型的脾虚湿盛的表现，因为脾虚使身体排湿能力下降，以致湿气大量聚集体内无法排出。

（3）从脸部看脾虚：脾胃功能失调使身体的运化功能下降，从而不能充分吸收营养，使体内气血生成减少，不能上荣于面，导致脸色暗淡无光。如果脾虚的情况持续下去，面部的脸色会由暗黄变萎黄。

（4）饮食后出现呕吐、腹痛、腹泻等消化不良症状多数也是由脾虚造成的；还有的儿童经常流口水，也是脾虚的体现，因为脾气不足，不能够很好地布散津液，导致口水多向外流。

3. 脾虚的调理方法

（1）针刺：取内关、中脘、足三里、脾俞、胃俞、关元、建里等穴位，每日或隔日针刺 1 次，用补法或平补平泻法，轮流取穴。对小儿疳积，用三棱针点刺中指第一指节掌面，以稍出血或黄包黏液为宜。4 天 1 次，5 次为 1 个疗程。

（2）灸法：取中脘、足三里、神阙、胃俞、脾俞等穴位。用艾条灸或隔姜灸，每日 1 次，每次 30 分钟。

（3）耳针：取交感、神门、肺、胃配十二指肠等穴。每次选 2 ~

3 穴，隔日 1 次。

(4)饮食调理：平素脾胃虚寒的人，或寒证的胃痛、腹痛、泄泻等，应多食性味辛热的葱、姜、韭、蒜、胡椒等；脾胃虚弱的人，宜食用红枣、山药、扁豆、芡实、莲子肉等；胃热较盛的人，宜食梨、藕、甘蔗、蜂蜜等干寒生津之品；脾胃气滞的人，宜多食萝卜、佛手、金橘，或用橘皮做成的调料等。

(5)生活调养：①保持精神愉快，避免过度疲劳、忧愁、悲伤、恐怖、紧张情绪和其他因素引起的精神上的创伤。②饭前少用脑，吃饭要专心，饭后不要立即卧床休息，养成良好的生活习惯。③注意保暖，尤其是腹部的保暖，夏季不可贪凉露宿。④锻炼身体，增强体质，也可练习保健操和太极拳。

(十二)御寒七招过暖冬

“数九”寒天从冬至过后就正式开启了，也就是说，一年中最冷的日子就要来了。中医认为“百病寒为先”，农历冬月主闭藏，养生要以避免损耗阳气为原则。此时，人体有 6 个部位最不扛冷，寒邪一旦侵袭人体，很多病根儿就悄悄“种”下了。要想在寒冬中保持一个健康的身体，有以下方法。

1. 保护脆弱部位

(1)头部：寒邪来袭，头可谓“首当其冲”。头部为诸阳之会，若头部受寒，阳气特别容易散失。尤其是患有高血压、高脂血症等慢性病的人，头部受寒血管收缩，易引起血压飙升或大脑供血不足而发生脑卒中。建议天冷时出门，戴一顶保暖性较好的帽子，以毛线、毛呢等材质为佳，人造革类帽子虽然挡风，但不透气，不建议选择;帽子戴上后不宜太紧,最好能插进一根手指;帽檐的长度不应超过5厘米,以免遮挡视线。此外,冬天一定要避免湿着头发出门或入睡。

(2)颈部:中医素有“风从项后入”的说法,项部有3个以“风”命名的重要穴位,分别是风池穴、风门穴和风府穴,是风邪最易入侵的门户。脖子受凉易引发落枕、感冒,在寒风瑟瑟的冬季,脖子上围一条厚实的围巾,或者穿件高领的衣服,可以把风邪挡在体外。

(3)后背:背部是督脉循行的地方,督脉为阳脉之海,主一身之阳气,调节阳经气血运行,其内连脏腑,外络肢节,沟通里外,从而把阳气输送到身体各部位。背部不但不能受寒,还是温经散寒的重要部位,晒背(以10~20分钟为宜)或穿件羽绒背心,可守护体内阳气。

(4)双脚:双足离心脏最远,血液供应少,阳气达到此处已难以温熙肢节,所以中医有“寒从足下起”一说。如果双脚长时间受凉,不但容易长冻疮,还可引发感冒、痛经、腹痛等问题。体虚的人常年穿合适的袜子,切勿光脚在地板上走,冬天在家宜穿厚软的绒鞋;勿蹚水,鞋袜湿了尽快更换;如自觉脚凉,宜选择热水泡脚。

(5)肚脐:肚脐和腹部的其他部位不同,脐下无肌肉和脂肪组织,血管丰富。肚脐附近的腹腔中除了结肠,还有子宫等女性生殖器官。肚脐受凉后易引起胃肠功能紊乱,出现呕吐、腹痛、腹泻等消化系统疾病,严重的甚至会引起女性痛经、不孕等问题。穿件高腰内裤或长裤、上衣避免太短,都有助于腹部和腰部的保暖。

(6)膝关节:膝关节没有丰厚的脂肪和肌肉保护,血液供应较少,对温度和湿度都非常敏感。膝关节受寒易发生退行性变化,出现疼痛、屈伸不利等问题。寒冬时节一定要穿秋裤,必要时可加保暖护膝。

2. 其他方法

(1)多吃温热的食物:贪吃冰凉生冷食物,就如同在体内开了个“大冷库”,长此以往,寒邪就会在体内安营扎寨。因此,我们在日常生活中,尽量避开生冷食品,天冷时还应通过温性食物御寒,葱、姜、蒜、辣椒、牛肉、羊肉这些温热的食物都有助于驱寒。

(2)抓紧午后晒太阳:午后太阳当头之时,晒 20 分钟左右,让阳光温煦头顶中心的百会穴,可起到通畅全身经脉、养脑补阳的作用。下午 4 ~ 6 点则可以背对阳光晒后背,最好是边晒边拍打按摩,有助于调理五脏气血。

(3)外出记得戴帽子:冬季外出戴帽子,犹如给暖瓶加上一个塞子。在寒冷的季节,若在室外活动不戴帽子,就会有很多热量从头部溜走。临床研究证实,冬季有戴帽子习惯的人群,患感冒等呼吸道疾病的概率明显偏低。

(4)选择晴天去运动:“动则生阳”,阳气足,寒邪就容易排出。冬季可以选择天气晴好暖和的时候到公园慢跑、散步、骑车等,最好每周 3 ~ 5 次,每次 30 ~ 60 分钟。

(5)少穿紧身裤袜:打底裤、打底袜会紧紧“捆”在腿上,使肢体和皮肤表面的血液循环减慢,人只会更冷,尽量穿宽松的衣服,外套最好过腰过腹,利于腹部保暖。

(6)穿厚底鞋:鞋是直接接触地面的,如果鞋底太薄,凉气自然会进入人体。因此应选择有一定厚度,且以牛筋、橡胶材质为底的鞋,最好垫上鞋垫。脚容易出汗的人,可以随身备一双袜子,在出汗脚凉后及时换上,每天晚上还需用热水泡脚。早起后或起夜时,一定要避免光脚下床。

(7)早睡晚起,避免熬夜:熬夜的人大都会有类似的感受,一到凌晨两三点就会手脚冰凉、浑身发冷,这其实就是熬夜内耗气血,寒气乘虚入侵人体的表现。冬季建议作息调整为“早卧晚起”,如果时间允许,躺到阳光照耀时再起床最好,可以躲避寒气,避免阳气受到扰动。

(十三)泡脚有讲究

俗话说:“富人吃补药,穷人泡泡脚。”泡脚就是足浴,属于中医足疗法内容之一,也是一种常用的外治法。足浴的历史有数千年,最早的文献记载于晋代《肘后备急方》,至今已有千余年历史。用热水泡脚,既可解乏,又利于睡眠。同时,在水中加一些中药,还可以起到其他作用。热水泡脚可以改善局部血液循环,驱除寒冷,促进代谢,最终达到养生保健的目的。用合适的中药泡脚对脚气也有一定的作用。

脚又被称作人体的第二心脏,科学研究已经证明:人的双脚上存在着与各脏腑器官相对应的反射区和经络分布,当用温水泡脚时,可以刺激这些反射区,促进人体血液循环,调理内分泌系统,增强人体器官功能,取得防病治病的保健效果。同时热刺激会使足部微循环加快,毛孔开放。用热水泡脚时,我们会发现脚上的血管会扩张,脚表皮变红,这是因为热水泡脚时加速了脚部血流循环,使更多的血液流向下肢的末梢血管,并使大脑血流量相对减少,使人产生困倦感。同时由于脚掌上无数神经末梢与大脑紧密相连,热水泡脚时对脚部末梢神经的温热刺激作用，可对大脑皮质产生抑制作用，使人感到脑部舒适轻松，从而加快入睡，使睡眠加深。

从养生理论看，脚离人体的心脏最远，而负担最重，因此，这个地方最容易导致血液循环不好，医学典籍记载："人之有脚，犹似树之有根，树枯根先竭，人老脚先衰。"尤其是对那些经常感觉手脚冰凉的人，热水泡脚是一个极好的方法。从医学理论来讲，脚上有人体各脏腑器官的反射区和穴位及经络，很多人都做过足疗，按摩师点压我们的脚时，有些部位会感觉疼痛、酸胀，这说明我们相应的反射区脏腑有问题。所以，当我们做完足底按摩后，会感觉浑身轻松。人体脚上有 6 条经脉穿过，包括 3 条阳经（膀胱经、胃经、胆经）的终止点和 3 条阴经（脾经、肝经、肾经）的起始点，都在其上，因此，热水泡脚也等于刺激了这 6 条最主要的经络。

当今社会，制冷设备的大量使用，再加上人们普遍进食生冷食物，所以体内多寒湿。泡脚可以加速体内寒气的排出，对于很多寒性疾病都有很好的辅助治疗作用。

祖国医学认为："春天泡脚，升阳固脱；夏天泡脚，祛湿除暑；秋天泡脚，润肺濡肠；冬天泡脚，丹田温灼。"其主要说明泡脚这个养生方法是四季皆宜的，只不过每个季节的养生功效不一样而已。

虽然泡脚是一种简单实用的保健养生方法，但也有一些注意事项。

1. 要调整好泡脚水的温度　一般来说，泡脚水的温度以 38 ~ 43 摄氏度为宜，但最好不要超过 45 摄氏度，对于糖尿病患者或者某些皮肤病患者来说，其皮肤敏感性下降，温度过高会对人造成低温损害。

2. 要选对泡脚容器　既然是泡脚，就要体现出一个“泡”字来。“泡”在这里体现是，水要多，热量要够，时间要长。不能随便拿一个盆放点水就行。那样是起不到养生作用的，最多也就是洗脚，而不是泡脚。泡脚容器的要求：①质地，应无害、安全、保温性能好。②高度，一般泡脚盆的高度最好超过 20 厘米，以没过踝关节为度。③结构，可买一些微电脑浴脚器。

选择一个正确的泡脚盆往往可以达到事半功倍的效果的。最好买一个比较深的木桶，要能把小腿整个放进去的那种。这样的木桶比较容易保温，又贴近自然。

3. 要选择加热设备　我们在泡脚的时候，有时感觉水凉了，不得不往里加热水，所以泡脚前我们可以多准备些热水瓶，灌满热水备用。

4. 如何确认泡脚效果　一般来说，泡脚泡到后背感觉有点潮，或者额头出汗了，就算是好了。注意，千万不要大汗淋漓，因为中医学认为汗为心之液，出汗太多会伤心阳，所以泡脚只要微微出汗就可以了。